U0127867

宣武医院
神经内科疑难病
中西医结合诊疗实录

高利·主编

全国百佳图书出版单位
中国中医药出版社
·北 京·

图书在版编目（CIP）数据

宣武医院神经内科疑难病中西医结合诊疗实录 / 高利主编 . —
北京：中国中医药出版社，2023.2
ISBN 978-7-5132-7982-6

Ⅰ . ①宣…　Ⅱ . ①高…　Ⅲ . ①神经系统疾病—疑难病
—中西医结合—诊疗　Ⅳ . ① R741

中国版本图书馆 CIP 数据核字 (2022) 第 243497 号

中国中医药出版社出版

北京经济技术开发区科创十三街 31 号院二区 8 号楼
邮政编码　100176
传真　010-64405721
天津图文方嘉印刷有限公司印刷
各地新华书店经销

开本 787×1092　1/16　印张 11.75　字数 184 千字
2023 年 2 月第 1 版　2023 年 2 月第 1 次印刷
书号　ISBN 978-7-5132-7982-6

定价　99.00 元
网址　www.cptcm.com

服 务 热 线　010-64405510
购 书 热 线　010-89535836
维 权 打 假　010-64405753

微信服务号　zgzyycbs
微商城网址　https://kdt.im/LIdUGr
官 方 微 博　http://e.weibo.com/cptcm
天猫旗舰店网址　https://zgzyycbs.tmall.com

编 委 会

前言

PREFACE

20世纪50年代，伟大的领袖毛泽东主席根据国情和我国的医学状况，做出"西医脱产学习中医，创造我国新医学新药学"的号召。以我国老一代中西医结合人陈可冀院士为首的先行者率先垂范，经过60余年的不断探索，在实践中逐渐凝练出中西医结合治疗冠心病的诊疗思路，在这一模式引导下，经几代医家长期的努力，逐渐形成了多种疾病中西医结合诊疗的新思路、新方法，使中西医结合渐成体系，为后人践行中西医结合铺垫了新的医学发展道路。

在新的医学体系影响下，首都医科大学宣武医院中西医结合团队组建30余年来，用中西医结合方法相继解决了一批被常规认为不可能逆转或无药可用的国内外病例，逐渐对神经内科疾病形成了新的临床诊疗思路。

在党的十九大提出中西医并重，中医药为人类服务的美好时刻，我们深刻体会到每前进一步都是坚持文化自信和自主知识创新的过程，也更加理解了践行中西医结合的重要意义，愈来愈感到我们已经走在中国特色医学模式的大道上。

《从探索走向成功——高利团队中西医结合学术思想成长记》和《宣武医院神经内科疑难病中西医结合诊疗实录》两本学术专著是本团队践行中医医结合的真实写照，愿供践行中西医结合的同道借鉴并提出批评意见。

诚然，神经科的病种繁多，《宣武医院神经内科疑难病中西医结合诊疗实录》一书仅涉及部分成功病例，虽似沧海之一粟，但饱含了医者在诊疗过程中思考的智慧，若能使愿走中医医结合之路的同道们得到启发或激起兴趣，此愿足矣。本书的出版要感谢宋珏娴、曲淼、王宁群以及编委会成员的卓越工作，也要感谢秦新祚、聂玉婷、陈江河、叶橙、曹毓佳等本团队研究生们的努力工作。

我国医学正处在快速发展中，若临床医生能认真理解毛泽东主席的西学中指示初衷，理解并落实以习近平总书记为首的党中央出台的各项政策精神，坚持走中国特色医学之路，我们有理由相信，我国医学的发展一定会像陈竺院士2014年在诺奖获得者高峰论坛上的讲话一样，"我以为我们完全有可能建立一个融合东西医学优势的西医学体系，这种医学体系富有包容性，既不故步自封，又兼收并蓄；既立足于历史又着眼于未来；既高于传统的中医，又高于目前的西医"。望更多的医学同道能借助国家的医学发展政策，快步够投入到这一伟大的事业当中来。

高　利

2022 年 8 月 14 日

目录

第一章

脑血管病诊疗思路与临证实录

第一节
心肌淀粉样变性继发急性脑梗死

淀粉样变性是不可溶性的病理纤维淀粉样物质沉积在不同的器官导致的罕见疾病，年发病率仅为8~9/1000000。心肌淀粉样变性（cardiac amyloidosis，CA）是系统性淀粉样变性心肌受累的表现，由淀粉样蛋白在心肌间质、小血管及心脏传导系统等处沉积，引起心脏结构功能异常所致，是浸润性心肌病最常见的类型。心肌淀粉样变性合并急性脑梗死的患者更为少见，本文以急性脑梗死的病例就诊于我院神经内科的心肌淀粉样变性案例，并从中西医结合的角度探讨其治疗。

一、辨证论治

淀粉样变性心肌病为西医学诊断术语，中医学并无此病名，但就该类患者的典型临床表现而论，可归属于中医学"胸痹"的范畴；脑梗死属于"中风"范畴。胸痹与中风均以痰、瘀为主要病机。心主血脉、主神明，脑为精明之府，又称元神之府。心系病证可表现为血脉运行障碍和神志活动异常；脑病特征亦表现为神志精神活动障碍。心脑病证是由情志所伤、禀赋不足、年老体虚等引起气血运行不畅，气机升降失司，津液运行失常，气不行津，津液停聚，聚湿生痰；痰阻血脉致血涩不行，停而为瘀，痰瘀互结可进一步影响气机的升降出入，加重气血瘀滞，形成恶性循环。痰瘀日久，可进一步形成热毒内蕴，诸邪闭阻脉络，形成胸痹、中风。中风与胸痹的病位皆在血脉，是心脑血管病共同的病理基础。因此病变过程以气虚血脉失养为始动因素，痰浊瘀阻血脉为病理基础。痹阻心脉则发生胸痹，痹阻脑络则发生中风。故高利教授认为治疗当以补气活血、化痰通络为要，并结合患者不同临床表现，加减用药。

二、典型病例

患者张某，男，57岁，急性起病，以"言语不清伴右侧肢体无力7小时"入院。凌晨时家属发现患者右侧肢体无力，右上肢无法上举，右下肢无法抬起，呼之睁眼无法应答，嘴角向左侧偏斜，休息半小时后，呼之睁眼，间歇性可有应答，可部分理解他人言语，可部分表述，言语不清，声音变小，无饮水呛咳、吞咽困难、大小便障碍，发病3小时候后来我院就诊，急诊CT未见明显异常，给予醒脑静、血栓通治疗，1小时前患者下肢肢体肌力略有恢复，表现为右侧下肢肢体可抬起，但无法行走，上肢肢体无明显改善，由急诊收入病房。患者3年前运动后乏力，7个月前双下肢膝关节以下出现凹陷性水肿，经过心脏超声、骨穿刺等全面检查，5天前在北京协和医院心脏科、血液科诊断为原发性心肌淀粉样变性。患者自发病以来，精神欠佳，饮食睡眠可，大便每日1次，便稀黄，小便减少（少至650mL/d），浓茶色，3个月来体重下降15kg。既往体健，无高血压、糖尿病，无烟酒史。

（一）入院查体

脉搏76次/分，呼吸20次/分，血压100/64mmHg，神清，右利手，反应较慢，记忆力、计算力下降，部分运动型失语，双瞳孔等大等圆，直径2.5mm，对光反射灵敏。双眼眼球运动灵活，额纹对称，右侧中枢性面舌瘫，双侧咽反射存在，悬雍垂居中。左侧肢体肌力Ⅴ级，右侧上肢肌力Ⅳ-级，下肢肌力Ⅳ-级，肌张力正常，腱反射正常，双侧浅、深感觉未见异常，左侧病理征（－），右侧病理征（＋），步态无法配合。克氏征、布氏征阴性。NIHSS评分：9分（面瘫2分，右上肢2分，右下肢2分，最佳语言2分，构音障碍1分）。MRS评分：4分。BARTHEL INDEX：40

分。心肺腹查体未见异常，双下肢凹陷性水肿。

大便每日一次，便稀色黄，小便减少（少至650mL/d），浓茶色。舌面左侧凹陷，右侧凸起。舌黄白苔，略厚，舌质暗淡，分布不均。口唇颜色暗淡，上下唇均有紫色瘀斑。脉象沉细。

（二）辅助检查

急查心电图：窦性心律，全导联低电压，电轴左旋，室间隔增厚。

急查心梗三项+脑纳肽（BNP）：肌酸激酶同工酶（CK-MB）：3.32ng/mL（正常值0～4.99ng/mL），肌红蛋白（Myo）：18.1ng/mL（正常值0～46.6ng/mL），N端脑钠肽前体（NTproBNP）：1337pg/mL。

急查头颅MRI+DWI（图1-1）：左侧基底节区及侧脑室旁新发梗死，脑白质变性，左侧颈内动脉颅内段及大脑中动脉血流信号异常。

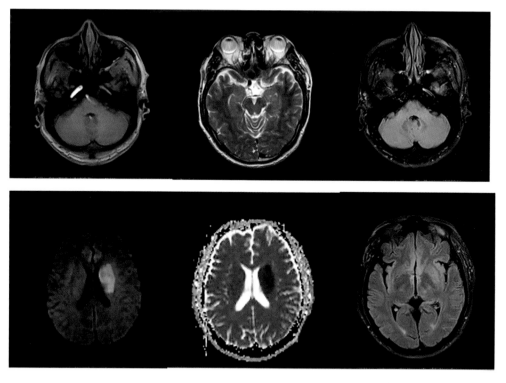

图1-1 入院头颅MRI+DWI

头颅MRI+DWI：左侧基底节区及侧脑室旁新发梗死（T1/ADC上低信号，T2/FLAIR呈稍高信号，DWI上为稍高信号）。左侧颈内动脉颅内段及大脑中动脉血流信号异常（T1W1上左侧颈内动脉颅内段C2～C4段大脑中动脉血流信号减低）。

颈动脉超声：右侧颈动脉内－中膜不均匀增厚，右侧椎动脉全程生理性纤细。颅内动脉超声未见异常。

超声心动图（北京协和医院）：浸润性心肌病变可能性大；双房增大，左室肥厚，微量心包积液，限制性舒张功能减低，下腔静脉增宽（室间隔13mm）。

冠状动脉CT：未见异常，少量心包积液。

血清游离轻链检测分析：β位M成分λ游离轻链。

骨髓穿刺：浆细胞比例增高，部分浆细胞胞体较小。考虑原发性病变可能性大。

动态心电图：偶发短阵室上速。

腹部脂肪组织病理：小血管壁及纤维可见均质红染物质沉积，该沉积物质刚果红染色（＋）；结合特殊染色剂免疫组化染色结果，符合淀粉样物质沉积症。免疫组化结果（1、2号）：Kappa（－），Lambda（＋），K-Ⅱ（脂肪细胞＋），Ki-67（－）；特殊染色结果Aβ40（－），Aβ42（＋），特殊染色结果（1、2号）：刚果红（＋）（图1-2）。

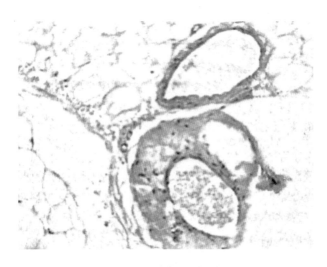

图1-2　腹部脂肪组织

（三）诊疗过程

入院诊断为左侧基底节急性脑梗死；心肌淀粉样变性。入院后予以心电监护，监测患者生命体征、平均动脉压、出入量等。结合心内科意见，适量扩容补液，严格控制低速输液，心电监护动态监测平均动脉压。脑梗死治疗药物谨慎选取心脏影响少或无的药物，予以丁苯酞、血栓通改善循环，神经节苷脂钠营养神经。

结合症状表现，考虑患者证属气虚血瘀，痰热内蕴。治疗当益气活血，清化痰热，泻肺行水。处方予以院内协定处方健胃醒脾方合痰火方，加红景天20g，生黄芪15g，荷梗10g，葶苈子10g，大枣10g，炙甘草15g，瓜蒌皮20g，薤白10g，早晚温服半剂；并予以脉血康胶囊活血化瘀，稳心颗粒改善心脏功能；适度康复训练。

用药7天后，患者症状缓解，记忆力、计算力、定向力等高级皮层功能等均有好转，运动性失语改善，右侧中枢性面瘫较前好转，左侧肢体肌力Ⅴ级，右侧上肢肌力Ⅳ+级，下肢肌力Ⅳ+级。NIHSS评分：5分（面瘫1分，右上肢1分，右下肢1分，最佳语言1分，构音障碍1分）。MRS评分：3分。BARTHEL INDEX：60分（表1-1）。舌质暗淡，舌黄白苔，略厚，分布不均，津液较少，口唇颜色暗淡，上下均有紫色瘀斑。大便棕黄色，稀黏，有明显臭味。后转院行原发病治疗。3个月后随访，患者出现静息状态气短喘憋，发作性的胸闷症状，夜间不能平卧，需间断性吸氧以改善呼吸，短距离行走后即诉心慌，心功能Ⅳ级（NYHA分级），考虑是原发病进展引起的充血性心力衰竭。同时该患者常有恶心、呕吐、腹泻等考虑心衰所致的消化道症状。

表1-1 患者治疗前后神经功能评分

	治疗前	治疗后
NIHSS评分	9分	5分
MRS评分	4分	3分
BARTHEL INDEX	40分	60分

三、诊疗思路分析

淀粉样变性是由于蛋白折叠异常引起不可溶性的纤维淀粉样物质沉积于器官或组织，导致以单个或多个进行性器官功能不全为特征的疾病。心肌淀粉样变性临床表现为限制性心肌病、右心衰竭、心律失常、肺动脉高压和特征性心电图等。在原发性系统性淀粉样变性的基础上继发急性缺血性卒中于神经科就诊的个案少有报道。Zubkov等人回顾了原发性淀粉样变合并缺血性卒中的40个案例，其中32.5%的患者以缺血性卒中为首发症状，37.5%的患者会有缺血性脑卒中的反复发作，但其中仅有2例为心肌淀粉样变性合并急性缺血性脑卒中，提示缺血性脑卒中合并超声心动图常见心肌或瓣膜受累时，可能是淀粉样变性的首发表现。

由于淀粉样物质能够结合凝血因子导致其活性下降，且心功能减低出现肝淤血时会导致凝血因子合成减少，同时淀粉样物质直接浸润血管会导致毛细血管脆性增加，出血风险增高。因此该患者在心肌淀粉样变性的基础上继发急性脑梗死，治疗上有一定的矛盾之处，给急性脑梗死的治疗增加了难度。

患者脑梗死的发病机制考虑为心肌淀粉样变性造成的脑低灌注（不除外心源性栓塞）。淀粉样变性所致的限制性心肌病影响心脏舒缩功能，使心脏泵功能下降，引起脑灌注压下降，可以导致脑梗死，考虑为造成此次脑梗死的主要原因。患者心电图未提示房颤，脑梗死为单侧大血管支配区，且经过治疗后症状明显改善，均提示此次非心源性栓塞所致。患者平均动脉压波动在 $55 \sim 75$ mmHg，脑灌注压底限（脑灌注压＝平均动脉压－颅内压，正常范围 $70 \sim 100$ mmHg），亟须改善低灌注状态，否则有脑梗死加重或再发风险。常规予脑梗死胶体和/或晶体补液扩容治疗，以提高灌注。但扩充血容量会增加心脏的前负荷，增加患者心衰风险。脑梗加重或心衰加重均会危及患者生命。对于此类患者的治疗既需要提高灌注又不能加重心衰，用药和入液量都需要慎重考虑。

淀粉样变性目前尚无特异性治疗方法，死亡率高。高剂量化疗和自体造血干细胞移植等治疗的副作用较大，治疗效果仍在临床试验中。中医治疗淀粉样变性疾病的案例较少，朱翠玲等人报道过一例心肌淀粉样变患者证属少阴虚寒证者，心脾肾阳俱虚，水饮凌心犯肺，给予温阳益气，活血利水法改善症状。肾淀粉样变性、皮肤淀粉样变性均有中西医治疗缓解的案例。

该患者口唇颜色紫暗，血瘀症状明显。舌面凹陷，提示脾胃功能较弱。舌苔黄白厚，痰热之象明显。因此选择院内协定处方健胃醒脾方合痰火方，以健胃醒脾，清化痰热。使痰热得解，瘀血得消，血脉得畅，使内环境平衡。加红景天、生黄芪益气活血，补气升阳。生黄芪中的皂苷、黄酮、多糖等成分，能够增加心肌收缩力、减轻心脏负荷、保护心肌细胞、改善心功能。红景天中红景天苷能抗炎抗氧化、改善能量代谢障碍、抑制心肌细胞凋亡、改善心功能、抑制血小板聚集、促进血管再生，发挥心血管系统的保护作用。瓜蒌皮归肺、胃经，能清化热痰、利气宽胸。其主要成分有保护血管内皮细胞、抑制血栓形成、增强内皮祖细胞功能、抗肾素及血管紧张素、抗炎、抑制血管平滑肌增殖、稳定动脉粥样硬化等作用。薤白可通阳散结，行气导滞，善散阴寒之凝结，通胸中之阳气。现代药理研究提示其能够调血脂、抗动脉粥样硬化、抑制内皮细胞凋亡、抗氧化、抑制血小板活化聚集及炎性反应等。两药合用有温阳化气、活血化痰、通络除痹的作用。葶苈子能泻肺降气、祛痰平喘、利水消肿，现代药理研究表提示葶苈子能够强心、改善心血管功能。大枣补脾和营与葶苈子配伍使其泻肺而不伤肺。加入瓜蒌皮、薤白、葶苈子、大枣，是瓜蒌薤白半夏汤合葶苈大枣泻肺汤之意。治痰浊阻滞、胸阳不振所致之胸痹证。

脑梗死会增加心肌淀粉样变性的全因死亡风险，且合并脑梗死的患者生存率及生存时间明显低于单纯心肌淀粉样变性患者。因此脑梗死是淀粉样变性疾病中需要重视的并发症。本案例从活血健脾、清热涤痰角度阐述中西医结合治疗心肌淀粉样变性继发脑梗死，为临床此类罕见病诊断和治疗提供了诊疗思路。

第二节
脑出血脑疝

急性脑出血是一种常见的脑血管危急重症，绝大部分是高血压伴发的病变小动脉在血压骤然升高时破裂所致，具有起病急、死亡率高的特点，尤其好发于中老年人群。临床上，多种原因会引起脑疝，脑出血引发脑疝是指由脑出血和血肿周围组织水肿引起的占位效应所导致的脑移位，无论什么原因导致脑疝，临床危险相对较高，死亡率会增加。

（一）脑出血的病理机制

多数学者认为，脑出血不是单一因素引起，而是由综合因素所致。高血压是其中的危险因素之一，因长期持续高血压致脑血管的形态和功能发生改变，小动脉平滑肌细胞坏死、微动脉瘤形成以及脑血管自身调节保护功能的丧失，在情绪波动，或负重过度，或过于劳累，或气温骤降等诱因刺激下，交感神经张度增高，血管收缩痉挛，血压骤升而致血管破裂出血；或因脑血管畸形、脑动脉淀粉样变性、动脉粥样硬化、脑瘤等疾病，致脑血管形态、走行不规则，血管节段性发生扩张、膨胀，弹力纤维不连续，平滑肌发育不良，血管壁脆弱、变性、坏死而导致血管破裂出血。

（二）脑出血后的脑水肿病理机制

脑出血后血肿周围组织水肿形成是多种因素相互作用的结果：①血肿对周围的脑组织产生压迫，致使局部出现微循环障碍，最终出现缺血、缺氧、细胞器损伤，能量的供给相对缺乏，钠钾泵功能丧失，致使细胞出现肿胀。血肿与血块同时回缩，释放出血浆与白蛋白，使得间质内的胶体渗透压不断增高，经过渗透压与流体静力压逐渐形成早期的脑水肿疾病，此时属于细胞外水肿。②凝血酶和凝血级联反应会引发脑血管痉挛与星型胶质细胞损伤，神经细胞的损伤会引发细胞毒性脑水肿。对血脑屏障的破坏所引发的脑组织间隙水肿，则属于血管源性脑水肿。早期的脑水肿是凝血酶对脑组织毒性的作用所导致，晚期脑水肿与凝血酶破坏血脑屏障密切相关。采用凝血酶抑制剂（如肝素）能够增强抗凝血酶3与凝血酶结合，加速凝血酶的失活，减轻脑水肿，采用纤溶药物能够在24小时内把脑水肿的发生率降低到70%。③红细胞裂解所释放的血红蛋白以及其降解产物均会引发脑水肿、神经元损伤。血红蛋白降解产物亚铁离子、铁离子、一氧化碳、胆绿素等，会直接损伤脑血管与脑组织，加重脑水肿。大脑中的蓄积铁离子具有较强的毒性作用，代谢生成的大量铁离子，导致血肿周围铁离子超载，诱发芬顿反应进一步加快氧化反应，加重血脑屏障破坏及脑损伤程度。④目前，脑出血后的迟发型脑水肿所形成的机制不明确。在吕超等人研究当中显示，脑出血后脑水肿产生主要是因为缺血/再灌注损伤、血肿内毒性物质持续性释放所导致。脑出血患者晚期脑水肿主要是因为脑内血肿的溶解所引起。

（三）脑出血后脑水肿的治疗

常规采用脱水降颅压、稳定水电解质平衡、抗炎等治疗。一旦发现患者病情加重，比如神志昏迷，剧烈呕吐，头痛加重等，有神经外科的干预指征时，立即采取钻孔血肿抽吸、开颅清除血肿或去骨瓣降压等方法。

一、辨证论治

传统医学认为脑出血属中医"中风"范畴，基本病机为脏腑功能失调，阴阳失衡，气血逆乱，上犯于脑，血溢脉外，痰火壅盛，清窍被扰。中医认为其病位在脑，与心、肾、肝、脾密切相关。其病性属本虚标实，上盛下虚，在本为肝肾阴虚、气血不足，在标为风痰湿阻，气血逆乱，络破血溢。脑出血的中医治疗本着"急则治其标，缓则治其本"的原则，目前中医对脑出血的治疗主要集中在恢复期，而对急性期脑出血基本完全采用西医方法救治。

高利教授结合古代医家对瘀血的认识，如王肯堂《证治准绳》曰"离经之血便是瘀血"。唐容川《血证论》曰："此血在身不能加于好血而反阻新血生化之机，故凡血证总以去瘀为要。""瘀血不去，则出血不止，新血不生。"指出出血后脑组织损害、脑水肿、脑缺血缺氧、神经功能缺损等急性脑循环障碍所致的一系列表现均为血肿，即瘀血造成，瘀——贯穿于每一证型的始终。提出高血压脑出血急性期的新治疗策略，首次明确提出脑出血急性期24~48小时后即开始活血化瘀法干预的时间窗。并结合传统中医药理论和西医学理论，制定了高血压性脑出血的中西医结合简化分型，以中医"八纲辨证"阴阳为总纲理论，结合患者不同体质及出血后的炎性反映情况，从中西医结合角度将其简化为"热证"和"非热证"两型：在超早期血压升高，血管破裂，血溢脉外，引起脑部炎症性反映，神经功能明显受损，中医证候特点显示出以痰热为主要表现的为热证型；病灶周围炎性反映不明显，患者临床证候无明显热象表现的为非热证型。结合中西医对急性脑出血的认识，我们把西医学的分期概念引入辨证论治中，可见超早期表现为出血、血压升高，辨证以风邪、火邪为主，治疗上应凉血散瘀、控制血压；急性期表现为血肿、水肿、自由基损伤，辨证以瘀、毒为要，治疗上应活血散瘀、利水消肿、清热解毒，维持合理的脑灌注压、电解质平衡；恢复期表现为神经元变性、神经功能障碍，此期辨证为瘀、虚并见，治疗上应用活血养血、补肾填精、健脾益气、利湿化浊、康复针灸等。

二、典型病例

患者彭某，女，91岁，主因"突发左侧肢体无力3天"入院。患者为超高龄女性，急性起病，持续进展，主要表现为左侧肢体无力、嗜睡。既往有高血压病史，具体时间、血压情况均不详，未服药，起病前有头皮裂伤病史。查体：体温37℃，脉搏88次/分，嗜睡，眼球右侧凝视，左侧鼻唇沟浅，口角右偏，伸舌左偏，左上肢肌力1级，左下肢肌力3级，左侧肢体肌张力增高，左侧Babinski征（+），深浅感觉和共济检查不能配合。辅助检查：头颅CT平扫示脑出血（右侧基底节）。肾功能：肌酐126μmol/L。心梗两项（2015-10-6）：肌钙蛋白I（TnI）0.013ng/mL，肌酸激酶同工酶（CKMB）4.1ng/mL。心梗两项（2015-10-7）：TnI 0.053ng/mL，CKMB 16ng/mL。心梗三项（2015-10-7）：TnI 0.028ng/mL，CKMB 7.8ng/mL，BNP 4499IU/mL。

入院后诊断：①脑出血（右侧基底节区及侧脑室旁）（痰热证）左侧中枢性偏瘫，左侧中枢性面舌瘫，扣带回疝；②低钾血症；③低钠血症；④头皮裂伤；⑤急性冠脉综合征；⑥高血压；⑦肿瘤标志物增高原因待查；⑧胆囊多发结石；⑨下肢动脉狭窄（右胫前、左胫后）。

该病例疑难所在：患者超高龄，脑出血量大，昏迷、脑疝，有头颅外伤史，合并急性冠脉综合征、可疑肿瘤、电解质紊乱，病情危重。合并下肢静脉血栓狭窄，治疗上有矛盾，康复、护理均很困难。入院后谨慎制定全面诊疗方案，予以甘油果糖、七叶皂苷脱水降颅压，单硝酸异山梨酯扩张冠脉，并纠正合并症治疗，在高利主任及宋珏娴副主任的带领下，精心辨证施治，辨证为痰热血瘀，精心而大胆地加用中西医结合病区特色协定处方"痰火方""三琥散"治疗。予内服方：生黄芪10g，牡丹皮10g，旋覆花10g，荷梗10g，连翘10g，黄连9g，黄芩9g，木香4g，生白术15g，泽兰12g，三七粉3g，琥珀粉1.5g。同时予外敷方：牡丹皮5g，黄柏5g，连翘5g，冰片0.1g。煎后外用于右下肢红肿处。

经过治疗10天后，患者脑出血病灶明显吸收，意识障碍转清，肢体障碍明显恢复，下肢红肿明显好转。该高龄患者，一般状况差且有多种合并症，通过中西医结合治疗取得了满意的效果。

三、诊疗思路分析

老年急性脑出血多由正气不足，脉络空虚引起，气虚则腠理不密，卫外不顾，风邪乘虚而入中经络，气血痹阻，肌肤筋脉失于濡养；或痰浊素盛，外风引动痰湿，流窜经络而引起口眼歪斜、半身不遂等症。《金匮要略·中风历节病脉证并治》云："寸口脉浮而紧，紧则为寒，浮而为虚，寒虚相搏，邪在皮肤；浮者血虚，络脉空虚，贼邪不泻，或左或右，邪气反缓，正气即急，正气引邪，口㖞僻不遂。"

此病历患者属于脑出血急性期，由于超高龄，不适合手术治疗，但在中西医结合治疗中，其治疗方案亦是相互矛盾，困难重重。其大量脑出血需紧急止血，降颅压，但对于其急性冠脉综合征合并下肢动脉狭窄需活血，防止栓子脱落引发肺栓塞。又考虑该患者恶性肿瘤的可能，经四诊合参后仔细辨证，属痰热血瘀证，治疗宜豁痰息风，醒神开窍。以痰火方合三琥散加减，其中痰火方取部分安宫牛黄丸方义，但使用上大大提高了安全性，方中连翘、黄连、黄芩清热祛痰，牡丹皮既清热凉血止血，又活血散瘀。患者年老体弱，又考虑肿瘤的可能性，故用生黄芪益气固表，增强机体免疫力。方中三七粉、琥珀粉为三琥散的主要成分，其中三七属活血止血类中药，经现代研究表明，三七能够促进凝血过程，缩短凝血时间，促进凝血酶的生成，使局部血管收缩，增加血小板数量等，对高血压脑出血具有很好的治疗效果；另外，三七还能够有效降低血液黏稠度，促进纤溶活性增强，加速纤维蛋白的溶解，还具有激活吞噬细胞功能及改善微循环的功能，有利于破裂血管的修复和血肿吸收。此病例在脑出血急性期使用三七粉是高利教授在治疗高血压脑出血急性期的新策略的充分体现，三七善化瘀血，又善止血妄行，既可活血又可止血，患者大量脑出血本应优先止血，但考虑患者急性冠脉综合征合并双下肢动脉狭窄，使用止血药会加重血栓的形成，为防止栓子脱落引起肺栓塞，亦需用活血药预防并发症，故选用三七粉兼顾两个矛盾的治疗，体现了"瘀血不去，则出血不止，新血不生"的治疗理念。琥珀专入血分，能消瘀血，也可安神定惊。

外敷方中黄柏、连翘清热解毒，牡丹皮、冰片凉血散血，可增加渗透性，散瘀消肿。治疗10天后患者脑出血病灶明显吸收，意识障碍转轻，肢体障碍明显恢复。后期改为中成药五子衍宗口服液和培元通脑胶囊，以补肾填精、益气活血。该高龄患者，一般状况差且伴有多种合并症，该复杂病例经过中西医结合治疗后，病情基本稳定，转回当地继续进行康复治疗。

在此患者的抢救中及时使用了中药治疗，尤其是对急性脑出血中及时使用活血化瘀法。是中西医结合治疗在心脑血管病急危重症中应用的典型案例。抢救成功标准为治疗后患者脑出血病灶明显吸收，意识障碍转轻，肢体障碍明显康复。本患者病情危重，超高龄，治疗效果明显，可为脑出血患者的救治提供治疗思路。

第三节
闭锁综合征

闭锁综合征（locked-in syndrome，LIS）是一种高危综合征，多由缺血性脑卒中或脑出血引起，病变常累及脑干的皮质脊髓束、皮质脑桥束和皮质延髓束，病程较长，难以治愈，病死率高。闭锁综合征典型表现为患者四肢全瘫、不能言语、只能利用眼球上下活动进行沟通。不完全性闭锁综合征患者眼睛无法水平活动、四肢轻瘫、构音障碍（发音困难、发音不清或发声、音调及语速异常）。

LIS的主要因素有创伤性脑损伤（35%）、疾病因素（15%）、药物因素（10%）、中毒（2%）。现在对于LIS的治疗主要包括药物治疗、功能康复训练等。若3～6小时内诊断明确，且符合溶栓条件，应争取进行溶栓治疗。此外，还可应用激素及抗生素类药物（预防肺部感染）、脱水剂（控制脑水肿）、脑细胞活化剂（改善脑干功能），对于气道阻塞者，应尽早行气管切开。

LIS在临床上还要和特殊类型意识障碍相鉴别，如与去皮质综合征、无动性缄默症、植物状态相鉴别，有时确诊时间较长，这往往影响到患者的临床结局，因此早期识别，及时采取对症措施对于改善LIS的结局至关重要。目前脑电图正常或轻度慢波有助于和真正的意识障碍相区别。本文将结合病例，探讨LIS病因病机，阐述高利教授治疗闭锁综合征经验，为该病的诊疗提供有益参考。

一、辨证论治

中医古代文献并未出现闭锁综合征的病名及描述，但其主要的病因为脑干血管栓塞，患者大脑半球和脑干被盖部网状激活系统无损害，因此意识能保持清醒，对语言的理解无障碍。由于其动眼神经与滑车神经的功能保留，故能以眼球上下示意与周围的环境建立联系。但因脑桥基底部损害，双侧皮质脑干束与皮质脊髓束均被阻断，外展神经核以下运动性传出功能丧失，患者表现为不能讲话，有眼球水平运动障碍，双侧面瘫，舌、咽及构音、吞咽运动均有障碍，不能转颈耸肩，四肢全瘫，可有双侧病理反射。因此虽然意识清楚，但因身体不能动，不能言语，其证候可归属于中医学之"中风-中脏腑""痿证""痉证"等疾病。

高利教授认为，闭锁综合征的病因病机可归纳为脾肾不足、痰湿内生、痰蒙心窍。个人先天禀赋、体质与本病发生关系密切。素体先天禀赋之脾肾不足，或饮食不节，以及疾病、药物、毒物损伤正气，邪气趁正气虚弱而入，痰、湿、瘀血三种病理产物堆积，瘀久化热，既能灼伤津液，又能炼液成痰，加重脑血管的病理过程，最终导致LIS的发生。正如朱丹溪所言："凡人身上、中、下有块者，多是痰。"且"痰之为物，随气升降，无处不到"，故痰随气机流行，因其布散全身，故病状多端。同时，痰湿内阻，又能导致气机不畅，痰浊瘀毒阻于颅内，最终导致疾病的发生。高利教授认为，本病痰瘀阻络为标，脾肾不足，治疗当结合临床表现，标本同治，随症加减。体质是人体发病的内在因素，辨别及掌握LIS患者的体质特征和临床特点有助于更好地从体质学角度认识闭锁状态。

在临床上，在急性脑血管病之后出现的闭锁综合征最常见的合并症为肺部感染，即所谓"有形之痰"也。在治疗上，高利教授认为应当注重化痰祛湿，在此基础上，根据患者本身的体质，兼以清火、补阳、益气等，同时根据患者体质与证候加用中药。此外，该病患者往往合并其他多种并发症，高利教授及其团队对此类患者的护理及对症处理方式有其独到的经验，治疗中配合多种方案及手段，综合治疗闭锁状态患者。

二、典型病例

患者，李某，男性，52岁，主因"反复头晕20天，加重伴行走、言语不能1周"入院。患者于入院前20天在行走中突然出现头晕，无恶心、呕吐，无视物旋转及复视，无肢体麻木及活动不利，经休息1分钟左右可缓解，未在意。患者此后4天内头晕反复发作，每次均在活动时出现，性质及伴随症状同前。患者于2周前头晕再发，并伴视物旋转，持续3～4分钟缓解，就诊于当地诊所，给予药物（具体用药不详）静点治疗，经过5天治疗上述症状无明显减轻，遂转至"北京市丰台医院"。患者在外院住院治疗5天后头晕减轻，于1周前因情绪激动后出现行走不稳，需在他人搀扶下勉强行走，并出现言语不利、吐字不清，此后患者行走不稳、言语不利、吐字不清进行性加重，于3天前出现睡眠明显增多，呼喊患者能醒来，不久又入睡，并出现饮水呛咳，行头磁共振检查：脑干及小脑多发梗死灶。患者自发病以来，无发热，精神差，饮食、睡眠欠佳，小便正常，2～3天排大便一次，体重无明显减轻。

（一）辅助检查

头磁共振平扫+DWI：①脑内多发梗死灶，桥脑、两侧中脑、左侧大脑脚为新发梗死；②右侧基底节区陈旧出血灶；③脑白质变性；④双侧椎动脉颅内段、基底动脉纤细，血流信号弱；⑤右颞部皮下卵圆形软组织信号，性质？ ⑥左侧上颌窦炎、双侧乳突炎；⑦腺样体肥大？

血常规：白细胞计数 10.67×10^9/L，中性粒细胞计数 8.80×10^9/L，中性粒细胞百分比82.5%；

生化全项： γ –谷氨酰转肽酶76IU/L，葡萄糖8.34mmol/L，总胆固醇2.72mmol/L，高密度脂蛋白0.89mmol/L，低密度脂蛋白1.22mmol/L，载脂蛋白–AⅠ0.87g/L，载脂蛋白–B 0.57g/L，钾3.33mmol/L。

凝血五项+血浆 D–二聚体：纤维蛋白原4.92g/L，血浆 D–二聚体0.76μg/mL。

C反应蛋白：23.30mg/L。

血气分析：氧分压64.9mmHg，标准碳酸氢根25.1mmol/L，二氧化碳总量18.2mmol/L。

TCCD：双侧椎动脉–基底动脉闭塞。

颈动脉超声检查：双侧颈动脉内膜不均增厚伴斑块（多发），右侧锁骨下动脉斑块，双侧椎动脉远段病变。

头+颈CTA：头颈动脉硬化改变；双侧椎动脉颅内段、基底动脉重度狭窄；左侧大脑后动脉纤细、多发狭窄。

肺CT：肺透过度不均匀减低，肺通气不良？请结合临床判断；心脏略显增大；中度脂肪肝改变。

（二）诊疗过程

一诊：患者处于嗜睡状态，言语不利，吐字含糊不清，无发热，无头痛、恶心、呕吐，胃管保留，每日给予肠内营养乳剂泵入，小便正常，大便未排。被动体位，慢性病容，与医生部分查体不合作。周身皮肤散在皮疹，以鳞屑为主，双肺呼吸粗，未闻及明显干湿性啰音。心率80次/分，律齐，心音正常，未闻及杂音。腹部膨隆，未见肠胃蠕动波，腹软，无肌紧张，无压痛及反跳痛，无腹部包块，腹部叩诊音鼓音，移动性浊音阴性，肠鸣音4次/分，未闻及血管杂音。右侧鼻唇沟变浅，构音障碍，双侧咽反射消失，伸舌右偏。双上肢肌力Ⅳ-级，双下肢肌力Ⅲ级，双侧指鼻试验、跟膝胫试验欠稳准，双侧轮替运动笨拙，Romberg征检查不配合。双侧肱二头肌、肱三头肌、桡骨膜反射（+++），双侧膝反射、踝反射（++++），双侧Babinski征阳性。中医四诊：患者少神，面色萎黄不华，口气酸馊，舌苔黄厚腻、燥，脉象沉滑。结合前期辅助检查，诊断为脑梗死（痰热型）。治以清热化痰、醒神开窍、活血化瘀之法，予痰火Ⅱ方加减，并加用法莫替丁抑酸，预防应激性溃疡。

二诊：患者病情进一步加重，呈昏睡状态，卧床，喉中痰鸣，吸出大量黄色黏痰，胃管保留。多参数心电监测示，患者24小时血压波动于150～190/80～100mmHg，心率波动于60～100次/分，呼吸波动于10～26次/分，血氧饱和度波动于80%～96%。查体：血压170/105mmHg，体温37.1℃，昏睡，被动体位，慢性病容，查体不合作。周身皮肤散在皮疹，双肺呼吸粗，双肺满布湿性啰音。双眼球左视受限，双侧瞳孔正大等圆，直径2mm，对光反射灵敏。右侧鼻唇沟变浅，双侧咽反射消失，伸舌右偏。双上肢肌力Ⅲ级，双下肢肌力Ⅲ-级，双侧指鼻试验、跟膝胫试验、双侧轮替运动不配合，Romberg征检查不配合。四肢腱反射亢进，双侧Babinski征阳性。中医四诊：患者神昏，喉中痰鸣，口气重，面色暗红，苔黄厚腻少津，舌质暗红，舌尖红。中医辨证为痰热壅肺证。治以泻肺降气、祛痰平喘、利水消肿、润肠通便，予中药汤剂口服，方剂如下：葶苈子30g，大枣10g，杏仁10g，瓜蒌皮15g，生薏仁15g，冬瓜子15g，前胡10g，黄芩10g，鱼腥草20g，金银花20g，连翘15g，枳壳10g，大黄5g，红景天20g，通草5g，车前草10g。每日1剂，分早晚2次温服。

三诊：患者昏睡，呼吸急促、深大，面部潮红，喉中痰鸣，抽出少量黄色黏痰，从胃肠管中未抽出胃内残留，发热，晨起测体温38.7℃，给予冰袋物理降温，多参数监测示血氧饱和度93%，血压180/103mmHg，心率114次/分，小便正常，大便未排。查体：血压180/103mmHg，昏睡，呼吸深大，查体不合作。周身皮肤散在皮疹，双肺呼吸粗，双肺满布湿性啰音。双侧瞳孔正大等圆，直径2mm，对光反射灵敏。右侧鼻唇沟变浅，肌力及共济运动查体不配合，四肢腱反射亢进，双侧Babinski征阳性。予三七粉1.5g，白及粉1g口服1日2次，胃管入；凝血酶2000IU，每2小时1次，胃管入；泮托拉唑80mg，1日2次，静点抑酸，并给予脂肪乳、氨基酸液静点补充能量，使用哌拉西林舒巴坦钠，继续给予翻身拍背、吸痰、雾化、化痰、面罩吸氧等。

四诊：患者呼吸较前稍平稳，喉中痰鸣，抽出少量黄色黏痰，从胃肠管中抽出少量咖啡色胃内残留，24小时测体温波动于36.8~37.5℃，多参数监测示血氧饱和度96%，血压164/96mmHg，心率84次/分，小便正常，患者胃液潜血弱阳性，继续给予局部止血、抑酸等治疗。患者尿酮体（++），考虑患者能量不足，继续给予脂肪乳、氨基酸液静点、肠内营养补充能量，并给以鲫鱼汤、米汤、萝卜汤等鼻饲；根据患者目前状况，治以清热祛痰宣肺，予调整中药汤剂口服，方剂如下：葶苈子15g，鱼腥草20g，桑皮15g，桔梗10g，黄连10g，枳壳10g，大枣10g，枇杷叶10g，厚朴10g，佩兰10g，薤白10g，瓜蒌30g，鲜生地黄20g，红景天20g。水煎服每日1剂，分早晚2次温服。并加用紫雪散清热解毒、止痉开窍。

五诊：患者病情明显好转，胃管保留，胃内未抽出咖啡色胃内容物，24小时测体温波动于36.4~36.8℃，血氧饱和度波动于96%~100%，血压波动于140~165/76~98mmHg，心率波动于60~90次/分，小便正常，排大便1次，为棕黄色软便。查体：血压135/90mmHg，神志清，精神可，卧位，部分查体不合作。周身皮肤散在皮疹，双肺呼吸粗，双肺未闻及湿性啰音。心率74次/分，律齐，各瓣膜听诊区未闻及杂音。腹部膨隆，压痛、反跳痛检查不能合作。双侧瞳孔正大等圆，直径2mm，对光反射灵敏，双眼球左视轻度受限。右上肢肌力Ⅳ级，右下肢肌力Ⅲ级，左侧肢体肌力Ⅰ级，共济运动查体不配合，右侧肢体肌张力高，左侧肢体肌张力稍高，四肢腱反射亢进，双侧Babinski征阳性。经过治疗，患者病情好转出院。出院继续口服药物：硫酸氢氯吡格雷片75mg，口服1日1次；法莫替丁片20mg，口服1日1次；多潘立酮片10mg，口服1日3次；丁苯酞胶囊0.2g，口服，1日2次；痰火Ⅱ方每日1剂，分早晚两次温服，三七粉1.5g，1日2次冲服。

三、诊疗思路分析

该患者为椎-基底动脉闭塞引起脑干广泛梗死，出现颅神经、锥体束及小脑症状，头磁共振显示桥脑、两侧中脑、左侧大脑脚为新发梗死，因梗死范围较广，很难归入椎-基底动脉闭塞综合征的某一类型。该病凶险，易并发消化道出血、严重意识障碍、高热等，患者常因病情危重而死亡。

该患者入院后1周内病情逐渐进展，并出现高热、肺部感染、糖尿病酮症、电解质紊乱等并发症，在应用西医学治疗手段的同时，充分发挥中医药优势，在四诊合参的基础上进行辨证论治，考虑患者为"痰热壅肺证"，在治疗上以化痰通腑法为基本组方大法，加以通降腑气，使患者体内痰热积滞得以祛除，痰热去则阴液存，则可启闭开窍，通痹达络，神机自明。因此，化痰通腑法作为多种脑血管疾病痰热证的常用治法在临床被广泛应用。最为突出的即为我院协定方——痰火方，其为本团队所创制，原多用于治疗缺血性中风痰热证的院内协定方，但也多用于多种神机不通、痰热内扰之闭证，如本节所论述之疑难杂症。方中大黄性寒味苦，具有清热泻火、攻下积滞、逐病通经的作用，黄连清热燥湿、泻火解毒，与大黄合用，可奏清热化痰、祛瘀通络之效。淡竹叶，性寒味甘，可清热泻火、除烦利尿。连翘性平味苦，具有清热解毒、散结消痈之功。胆南星清热化痰，息风定惊。诸药合用，共奏泻火通下、清热解毒之功。入院后，患者出现喉中痰鸣，可吸出大量黄色黏痰，常伴有呼吸急促，方中用葶苈子、瓜蒌皮、前胡、黄芩宣肺降气化痰，大黄、通草、车前草通腑泄热，盖肺与大肠相表里，主宣发肃降，腑气则赖肺气的肃降得以畅通。痰热内蕴，肺气不降，则变证丛生，诸药合用，则肺气宣降，腑气畅通，痰热得清，神窍自开患者服用后宿便排出、邪热消退、肺气通利，宣降如常。

患者合并消化道出血、糖尿病酮症，按照西医学理论，需要禁食水，给予止血、抑酸等治疗，但患者正处于脑梗死急性期，需要应用抗血小板聚集、改善循环药物治疗，与患者应用止血药物相矛盾；另一方面患者出现糖尿病酮症，与患者进食差、营养不足有关，需纠酮治疗，因患者有消化道出血，需禁食水，只能给予静脉营养及补液治疗，但会加重患者心脏负担。充分评估患者后，我科并未拘泥西医学理论，给患者局部应用三七粉、白及粉及凝血酶止血，并给予米汤、鲫鱼汤、萝卜汤混入少量肠内营养剂经胃管注入，经过治疗后患者消化道出血逐渐好转，胃液潜血、尿酮体转阴。经过20天综合治疗，患者神志转清，精神可，全身状况明显好转，该患者的治疗取得了非常满意的疗效。出院继续康复训练。

第四节
主动脉夹层术后合并胸腔积液

主动脉夹层（aortic dissection，AD）是由于各种原因导致的主动脉内膜、中膜撕裂，主动脉内膜与中膜分离，血液流入，致使主动脉腔分隔为真腔和假腔。急性主动脉夹层（AAD）为较少见且发病相当凶险的心血管系统急症，其临床症状多样、易变、复杂，最常见突发性的剧烈疼痛，文献报道其发生率为94%。主动脉夹层的病因至今尚未明确，有报道与多种易感因素有关，其中，高血压、动脉粥样硬化、马方综合征等基础病变可能是引发主动脉夹层的危险因素。急性A型主动脉夹层是外科急症，若症状发作后未行手术干预，则早期死亡率高达每小时1%～2%，总死亡率可达17%。对给予急性主动脉夹层术的患者来说，术后发生肺部感染的概率较高。物理性创伤是胸腔积液的发病病因之一。

胸腔积液（简称胸水）是指胸膜腔液体产生与吸收的平衡失调，产生量超过吸收量使胸腔内液体超过正常。胸腔积液可由机体任何部位产生的过量液体形成，其中肺紧邻胸膜腔，是较大的潜在液体源。肺间质液体可沿压力梯度，穿过有漏隙的胸膜转移至胸膜腔内。

一、辨证论治

主动脉夹层在中医学中属"心痹""心痛"范畴，心脏是维持血运的原动力，脉管为血运通道，血液运行与血管、心功能有密切关系，共同完成血循环，而正常的血液循环运行不息，周流全身，营养四肢百骸及五脏六腑。心主血脉，在液为汗，津血同源。若心气不足，则鼓舞气化乏力，血行不畅，血中津液不得流行输布，水气弥漫留住，津液外渗而积痰成饮。百病皆因痰作祟，痰既是产物，又是病因。

胸腔积液与张仲景《金匮要略》中"饮后水流胁下，咳唾引痛"描述相似，中医将其归入"悬饮"范畴，多因中阳素虚，复感外邪或脏腑内伤，导致机体津液运化失司，则致水湿内蕴、痰饮内停于胁下；肺、脾、肾三脏气化功能失调，则三焦水道壅闭，蓄而成饮，饮停胸胁，脉络受阻，气机不利，水气上迫于肺，肺气下行受阻，血不循经，气血逆乱，气滞血瘀，血瘀则水停。

又云"胸中有留饮，其人短气而渴，四肢历节痛，脉沉者，有留饮"，故留于心胸及心下之饮，亦可归入支饮。支饮是指痰饮停滞胸膈，阻碍肺气宣降而引起的以咳喘为主症的肺部疾患。肺系诸疾，肺部感染重症者可有呼吸频率增快，鼻翼扇动，发绀。也可闻及湿性啰音，并发胸腔积液。

因此，高利教授论治主动脉夹层术后合并胸腔积液的中西医联合治疗思路，核心是针对其"痰、瘀"的核心病机，选"活血化瘀"为通治之法，根据患者体质及所处的不同疾病分期特点进一步辨证，加减化裁。具体通治的基本药物与分期化裁如下。

（一）通治药物

通治以活血化瘀为主，以西药氯吡格雷及依诺肝素钠，并根据患者不同时期配以不同的活血化瘀中药作为通治药物。《中国颈部动脉夹层诊治指南》（2015）抗血小板或抗凝治疗均可预防症状性颈部动脉夹层（cervical artery dissection，CAD）患者卒中或死亡风险（Ⅰ级推荐，B级证据）。临床上可结合具体情况选择。CAD患者出现伴大面积脑梗死、神经功能残疾程度严重（NIHSS评分≥15）、有使用抗凝禁忌时，倾向使用抗血小板药物；如果夹层动脉出现重度狭窄、存在不稳定血栓、管腔内血栓或假性动脉瘤时，倾向使用抗凝治疗。文献检索中中药活血化瘀以"川芎、赤芍、丹参"为主。

（二）分期化裁

早期患者意识不清，双侧胸腔积液较多，痰稀薄，喉中痰鸣，中医分析属脾虚水湿内聚，予中药方瓜蒌薤白半夏汤合葶苈大枣泻肺汤，加健脾温阳利水之味。瓜蒌薤白半夏汤首见于《金匮要略·胸痹心痛短气病脉证治》，云"胸痹不得卧，心痛彻背者，栝楼薤白半夏汤主之"。瓜蒌中分离得到的氨基酸具有良好的祛痰效果，所含天门冬氨酸能促进细胞免疫，有利于减轻炎症，减少分泌物，并使痰液黏度下降而易于咳出；薤白辛散温通，善于散阴寒之凝滞、通胸阳之闭结，为治胸痹要药。治寒痰阻滞、胸阳不振所致胸痹证；半夏辛温而燥，功善燥湿浊而化痰饮，为燥湿化痰、温化寒痰之要药，尤善治脏腑之湿痰。

葶苈大枣泻肺汤出自张仲景《金匮要略》，其曰："支饮不得息，葶苈大枣泻肺汤主之。""肺痈，喘不得卧，葶苈大枣泻肺汤主之。"葶苈大枣泻肺汤由葶苈子、大枣两味药组成，具有泻肺行水、下气平喘之功，治疗具有邪实气闭、喘不得卧等症状之支饮或肺痈。其中葶苈子既有强心之力，又有泻肺行水之效。葶苈子入肺、心、脾、膀胱经，心肺同居上焦，心主血脉，为气血运行动力；肺主宣发肃降，为水之上源，通调水道；肺朝百脉，可助心行血，气行则血行，气滞则血瘀。脾主运化水湿，膀胱为水之出路，故葶苈子有源有路，通则有泄，祛邪更有出路。葶苈子强其心脉，利其心水，引水下行，通利膀胱，标本同治；另外心为君主之官，肺为相辅之官，心主血，肺主气，肺的宣发肃降功能可助气血运行，故心病可治肺，葶苈子泻肺利水，肺气通调，则君主自明。大枣甘缓补中，补脾养心，缓葶苈子性急泻肺下降之势，防其泻力太过，共奏泻肺行水、下气平喘之功。

方中配伍白术、桂枝、甘草，乃苓桂术甘汤加减化裁，《金匮要略》中提出了"病痰饮者，当以温药和之"的治疗原则，故治疗当予温阳化饮、健脾利水；同时加用郁金、木香，郁金辛苦性寒，又行气解郁；木香功善行气止痛，两药配伍同用，行气止痛力增，适用于气滞或气滞血瘀之痛证。远志配伍石菖蒲，两药同入心经，均有祛痰宁神，使气自顺而壅自开，痰浊消散不上蒙清窍。

后期患者无憋闷及咳痰，呼吸顺畅，胸腔积液明显减少，中医以理气通络散结，活血补肾填精为主。覆盆子丸出自《圣济总录》加减化裁，具有温顺脏气，补益下经作用，用于元脏虚弱，昏倦嗜睡，头眩痰唾。加用鸡血藤苦泄甘补温通，入肝经血分，可补血养血活血；路路通苦平，归肝、肾经，祛风活络，通经，两药配伍共奏补益气血、通络止痛之功。

因此，高利教授选活血化瘀为通治之法，再根据患者体质及所处的不同疾病分期特点进一步辨证，加减化裁，从而痰湿得清、邪气得祛、正气得养而心神得护，而奏祛邪扶正之功。

二、典型病例

吴某，女，56岁，2017年6月16日因"意识不清、右侧肢体无力36天"入院。患者36天前行主动脉弓血管置换术，术后生命体征平稳。当天撤镇静药后患者意识状态表现为睡眠增多，呼之可醒，不能听懂医生指令，偶有躁动不安，伴右侧肢体活动减少，疼痛刺激后右上肢有回缩，右下肢无活动，左侧肌力尚可，无呕吐，无肢体抽搐，无大小便失禁。入院查体：血压136/76mmHg，神清，气管切开，半堵管，鼻导管吸氧5L/min，高级皮层功能检查不配合，言语检查不配合，双侧瞳孔2.5mm，对光发射灵敏。双侧额纹、鼻唇沟对称。余检查不配合。四肢张力可，左侧肌力Ⅴ级，右上肢肌力近端Ⅲ级，远端Ⅳ级，右下肢肌力Ⅲ级，左侧腱反射正常，右侧腱反射亢进，左侧病理征阴性，右侧Babinski征阳性。四肢感觉检查不配合。共济检查不配合，颈无抵抗。NIHSS：10。洼田饮水试验：2级。GCS评分：11分（E：4；V：1；M：6）。入院后予以心电监护，病重通知，监测患者生命体征、出入量等。高利主任、宋珏娴副主任诊查患者情况，给予营养支持、改善心脑供血、抗血小板聚集、康复等对症治疗。患者卧床，气管切开状态，肺部感染持续存在，表现为间断发热、咳嗽、咳痰，血象高，予控制感染、化痰、雾化吸入等治疗，患者症状逐渐改善。胸腔积液，给予胸腔穿刺引流，积液较前减少，但病理提示除外恶性可能，PET提示纵隔淋巴结肿大。患者心衰，给予利尿剂减轻心脏负荷，并严格控制入量情况，检测出入量平衡。患者双下肢静脉血栓形成，给予抗凝治疗。入院后高利主任根据患者个体状况，考虑患者属于脾虚水湿内聚，中药方以瓜蒌薤白半夏汤合葶苈子大枣泻肺汤，加健脾温阳利水之味，治宜理气通络散结，活血补肾填精。方如下：瓜蒌30g，薤白10g，法半夏9g，菖蒲10g，郁金10g，远志15g，葶苈子15g，大枣10g，浙贝母12g，木香10g，炒白术30g，大腹皮15g，桂枝6g，炙甘草15g，早晚温服。住院期间患者气管切开状态，痰较多，服药7日后调整方剂如下：生黄芪15g，桑白皮10g，桔梗10g，冬瓜皮15g，路路通15g，鸡血藤15g，菟丝子30g，覆盆子15g，补骨脂15g，炙甘草15g，黄连9g。早晚温服。后肺部感染、神经系统、内环境等系统均渐好转。于5日后出院进一步康复，后期气管套管逐渐堵管，最终顺利拔管并恢复语言功能。

三、诊疗思路分析

根据主动脉夹层术后合并胸腔积液的治疗经验，《主动脉夹层诊断与治疗规范中国专家共识》对于 Stanford A 型急性主动脉夹层建议手术治疗，《2018 ATS/STS/STR Management Guideline for the Malignant Pleural Effusion》对于胸腔积液建议穿刺引流治疗，但关于该病合并症的临床实验研究相关文献较少，该案例对主动脉夹层术后合并胸腔积液的治疗及转归提出了一些指导及帮助。

高利教授采取中西医结合的方法治疗主动脉夹层术后合并胸腔积液，针对其病机"痰、瘀"的论治思路贯穿始终。辨证论治是中医学认识疾病和治疗疾病的基本原则，辨证是确定治疗方法的前提和依据，论治是辨证的目的。患者初起以水湿内聚为主症，方选瓜蒌薤白半夏汤合葶苈子大枣泻肺汤化裁利水消肿治疗胸腔积液，佐以菖蒲、远志、浙贝母等化湿祛痰，桂枝、炙甘草等温阳行气兼以顾护阳气治疗主动脉夹层。临床效果显著，胸腔积液明显减少。后期选用生黄芪、菟丝子、补骨脂等药物顾护肾阳，温肾利气化湿兼顾化痰祛瘀之法，用药后患者临床症状、病例指征均明显改善。

纵观整个治疗过程，高利教授结合临床经验与该疾病特点，不断优化调整治疗方案，既采取西医之长处，又结合中医的特点，选用"活血化瘀"为通治之法，根据患者体质及所处的不同疾病分期特点进一步辨证，加减化裁，对患者康复起到了积极作用。

第五节

脑淀粉样血管病

脑淀粉样血管病（cerebral amyloid angiopathy，CAA）是一种好发于老年人的脑小血管病，其病理改变由于淀粉样蛋白 β（amyloid β，Aβ）沉积在大脑皮质及软脑膜的中小动脉、微细动脉和毛细血管管壁，致使血管完整性被破坏，进而导致自发性脑叶出血和认知功能障碍。出血典型部位为大脑半球灰白质交界区，出血多为自发性、多灶性，且出血易反复。同时临床研究显示CAA相关脑出血，占脑出血总发病率的20%，同时CAA相关脑出血复发的风险更高。

当前，西医学对CAA尚无特效疗法，治疗策略局限于降低出血风险，如控制血压、使用他汀类药物等对症支持治疗为主。而通过采用NMDA受体（NMDAR）拮抗剂或调控低密度脂蛋白受体相关蛋白-1（LRP1）表达来改善了小鼠Aβ蛋白清除率的方法目前仍处于临床前阶段。本文将结合病例介绍高利教授中西医结合治疗脑淀粉样血管病的诊疗思路。

一、辨证论治

中医理论没有与"脑淀粉样血管病"相对应的疾病，但根据CAA的临床表现与古籍中所述，可将其归类于出血性中风和痴呆范畴。李东垣《医学发明》中有云："故中风者，非外来风邪，乃本气病也，凡人年逾四旬，气衰者多有此疾，壮岁之时无有也，若肥盛则间有之，亦是形盛气衰而如此。"《灵枢·海论》说："脑为髓之海。"王清任在《医林改错》中指出："灵机记忆来源于脑。""高年无记性者，脑髓渐空。"提示病因为患者年老体衰，肾精亏虚，气血生化不足。肾精亏虚则不能充养脑髓，使髓海空虚，智力减退。气血生化不足则代谢功能异常，水湿代谢障碍，使脉道不利，失于固摄，而致血溢脉外。故CAA以脾肾亏虚为本，治疗当以补益脾肾为要。唐容川《血证论》指出："离经之血，虽清血鲜血，亦是瘀血。""若瘀血不去，则新血不生。"瘀血滞留于局部会进一步影响水液代谢，进而导致水湿停聚于内，使代谢产物堆积，阻碍血液吸收，故瘀血为标。治疗脑实质中的出血病灶过程中，治疗当在化瘀止血基础上，兼以利湿降浊。

对于因Aβ蛋白沉积所致的血管通透性增加及血管破裂出血，当注重补气药的使用。高利教授认为在补益脾肾同时，以补气固摄为核心原则，用牛黄芪发挥助卫气、固护脉道的功效，使血管通透性减低，其敛疮功效能够保护血管完整性，两方面共同作用减少再发出血。在对病灶的处理方面，高利教授认为治疗早期当用凉血止血药以控制出血，一方面其凉性能够调节血流速度，减少出血再发，另一方面能够调和补益药的温热之性，防止热迫血出。随后在补益脾肾同时改用凉血活血药，以加快病灶部位血液吸收，并在活血的基础上，加用旋覆花、荷梗、泽兰、泽泻等利湿降浊中药，以减少代谢产物堆积，调节内环境平衡。

二、典型病例

患者宋某，女，74岁，主因"突发左侧肢体无力40天，意识障碍伴右侧肢体无力20天"于2018年7月13日以脑出血收入我院。入院前40天突发晨起左侧肢体无力，不能站立行走。急诊头部CT示"右侧额顶叶脑出血，破入侧脑室。脑白质变性"。急诊留观，予以对症治疗，左侧肢体肌力部分改善，患者病情逐渐好转。20天前患者突发意识障碍，四肢无力，复查头部CT示左侧额叶新发出血，继以脱水降颅压、保护脑细胞、营养支持治疗，进行康复锻炼。经治疗患者神志转清，仍有言语不清，语声低微，消瘦，四肢无力。鼻饲饮食，导尿管留置，为求进一步治疗、明确病因收入院。

既往认知功能减退3年。无吸烟、饮酒史，配偶及子女体健。家族史无特殊。

入院查体：血压150/76mmHg，脉搏87次/分，呼吸21次/分。神清，消瘦，少神，面色晦暗，言语不清。双肺听诊呼吸音粗糙，未闻及明显干湿啰音。心律齐，未闻及病理性杂音，腹软，无压痛，四肢无水肿。颈部无抵抗，克氏征（−），双侧瞳孔等大等圆，直径3mm，光反射灵敏，双眼无凝视，无眼震，双侧额纹对称。左上肢远端肌力2级，近端0级，左下肢2级，右侧肢体肌力3−级，四肢肌张力正常，腱反射减低。双侧感觉查体不配合，双侧Babinski征（＋）。舌苔薄黄白，质润，舌体暗淡。

血常规未见明显异常。生化示白/球比例1.46↓，天冬氨酸氨基转移酶41IU/L↑，肌酸激酶16IU/L↓，乳酸脱氢酶286IU/L↑，α−羟丁酸脱氢酶238IU/L↑，葡萄糖6.37mmol/L↑，总胆固醇2.74mmol/L↓，低密度脂蛋白1.03mmol/L↓，载脂蛋白−B 0.35g/L↓。超敏C反应蛋白3.56mg/L↑。血浆D−二聚体1.83μg/mL↑。

痰常规：稀水样痰，水样泡沫痰，痰液量5mL；白细胞正常，上皮细胞>25×10⁹/L。痰涂片示革兰阳性球菌及链球菌（++++）；革兰阴性杆菌（++++）。普通细菌培养结果示正常菌群；嗜血杆菌培养（++）副流感嗜血杆菌。

头颅CT（2018-6-2）：右侧顶叶脑出血，破入脑室；脑白质变性（图1-3）。CT（2018-6-5）示右侧顶叶脑出血复查，左额顶叶新发出血，脑室内积血；脑白质变性。2018年6月6—22日：多次复查均提示右顶叶、左额顶叶脑出血；脑室内积血；脑白质变性。CT（2018-6-24）示右顶叶、左额顶叶脑出血复查；左侧额叶新发出血（图1-4）。CT（2018-7-21）示右顶叶、左额顶叶脑出血复查；脑白质变性；两侧小脑半球钙化。CT（2018-8-17）示脑出血吸收期，余较前片无显著变化（图1-5）。头颅MRV平扫（2018-6-7）示上矢状窦显示欠清、粗细不均，右侧顶叶、左侧额顶叶出血灶。头颅MRI平扫+增强（2018-6-12）示右侧顶叶、左侧额顶叶出血灶；脑白质变性；上矢状窦显示较前清晰；双侧乳突炎。下肢静脉彩超示双下肢腓肠肌肌间静脉血栓形成。胸腹部CT未见明显异常。

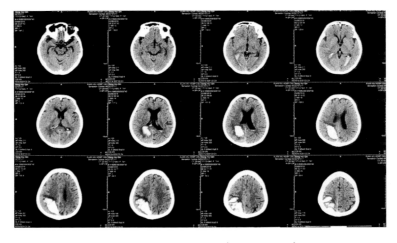

图 1-3 头颅 CT 平扫（2018-6-2）

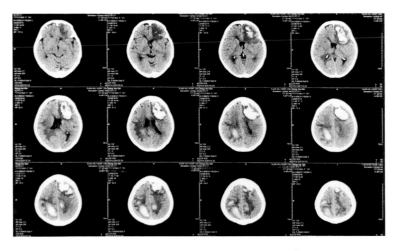

图 1-4 头颅 CT 平扫（2018-6-24）

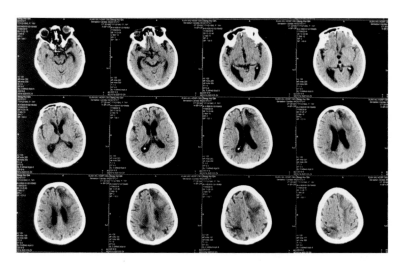

图 1-5　头颅 CT 平扫（2018-8-17）

入院后静脉点滴血栓通注射液以改善血液循环，醒脑静注射液清热开窍醒脑及对症用药治疗。由于全身状况差，多次出血病情复杂，合并下肢静脉血栓与脑出血用药矛盾，治疗较为局限。

7月16日见患者面色晦暗，言语欠清，左侧肢全瘫，双侧病理征阳性。舌苔黄白厚，质润，舌体暗淡，脉缓，大便日行一次。考虑短期脑出血发作四次，治宜益气固摄，清热凉血散瘀，佐以利湿化浊。拟方如下：生黄芪30g，炙甘草30g，菟丝子50g，桑寄生50g，制何首乌15g，生麦芽15g，生谷芽15g，瓜蒌皮30g，薤白10g，百部9g，黄连9g，连翘12g，生地黄20g，牡丹皮15g，紫草20g，马齿苋20g，旋覆花9g，丝瓜络15g。

7月19日高利教授查房，患者黄白苔偏厚质润。本次就诊过程未出现头痛等新发出血表现，考虑治疗应以控制脑出血为主，消除肌间静脉血栓次之，故先停用低分子肝素。治当补益脾肾，益气固摄，兼顾活血止血，利湿化浊。拟方如下：生黄芪40g，炙甘草50g，杜仲20g，桑寄生50g，菟丝子60g，牛膝15g，泽兰15g，泽泻10g，牡丹皮15g，赤芍15g，三七粉4g，荷梗15g。5剂，水煎服，日1剂，早晚各1次鼻饲。

复查头颅CT示无新发出血灶，停用低分子肝素后肌间静脉血栓未见加重。7月26日高利教授查房见患者神志转好，查体较前配合，舌苔白，质润。当益气固摄，凉血散瘀。调整处方如下：生黄芪30g，炙甘草30g，制何首乌12g，菟丝子30g，前胡12g，牡丹皮15g，三七粉3g，荷梗15g，老玉米须30g，石菖蒲12g，远志15g。21剂，水煎服，日1剂，早晚各1次鼻饲。

8月16日高利主任查房见患者精神转佳，舌淡红苔白润，左侧肢体肌力改善，搀扶下能够行走（图1-6）。复查头部CT示脑出血吸收期，未再发出血。继以补益脾肾，化湿降浊为原则巩固治疗，处方如下：炙甘草30g，生黄芪12g，炒白术30g，陈皮10g，法半夏12g，制首乌12g，菟丝子50g，浙贝母10g，旋覆花9g，老玉米须30g，三七粉3g。

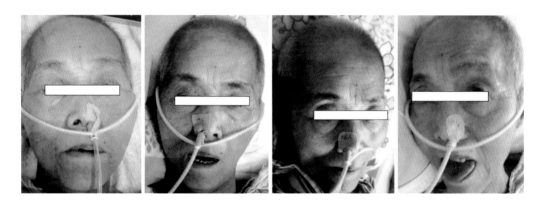

图1-6　患者从入院时到治疗后各时间段变化

三、诊疗思路分析

脑淀粉样血管病是一种好发于老年人的脑血管病类型，临床特征以痴呆、精神症状、反复和/或多发性脑叶出血为主要表现，其病理特点为大脑皮质、软脑膜的小血管壁内的中层和弹力层有淀粉样物质沉着，从而导致血管壁坏死、出血。随着年龄的增长，CAA的发病率明显增加。

西医对本病尚无特效疗法，与其他脑出血处理原则基本相同。本病例在40天内出现4次脑叶皮层出血，破入侧脑室，且伴有脑白质变性，入院早期予以醒脑静、甘露醇等对症治疗，仍再次出血且合并低蛋白血症，病情较为复杂。高利教授查房后考虑患者年龄较大，从神色可知气虚较著，前期使用血栓通注射液、醒脑静注射液联合不能控制病情，故多次出血。遂根据患者整体表现加用益气固摄、凉血止血中药汤剂鼻饲，方中生黄芪补气固摄，以降低血管通透性，防止血溢脉外；桑寄生、制何首乌、菟丝子补肝肾、养血；生地黄、马齿苋清热凉血止血；丝瓜络理气通络、凉血止血；牡丹皮、紫草凉血活血；薤白活血散瘀生新；瓜蒌皮、旋覆花、黄连、连翘以降气化痰，清心热，改善患者意识状态；生麦芽、生谷芽以行气健脾、固护胃气。服药3天后，高利教授考虑低分子肝素会增加出血风险，此阶段应注重脑出血治疗，兼顾肌间静脉血栓，调整前方，用三七、赤芍活血散瘀，泽泻清利湿热，荷梗通气行水，泽兰行血利水，牛膝补肝肾、散瘀血，有下行之力，泽兰、牛膝两药联用能够增强活血利水功效。服药5剂后，复查CT未见新发出血，且患者意识有渐清，继以益气固摄、凉血止血之法治疗，调整前方，加老玉米须以利水，前胡除内外痰湿，菖蒲、远志祛痰开窍。同时静脉滴注半量血栓通注射液（175mg，1日1次）。服用前方后未再出血，但血压偏低，有尿失禁症状。高利教授考虑为脾肾亏虚、气血不足所致，故调整上方，加炒白术健脾燥湿、益气生血，法半夏、陈皮燥湿化痰、行气健脾，加强补益脾肾、化湿降浊之力。同时给予生脉饮鼻饲以稳定血压，并联合康复训练，患者病情逐渐好转，精神转佳，左侧肢体肌力改善。

综上，在CAA的诊疗过程中。高利教授以"补气固摄"为本病核心，将西医学对CAA的认识与中医辨证理论相结合。根据疾病的病理特点遣方用药，在补脾肾之气、固摄血脉的同时注重对出血的处理，早期以凉血止血预防出血，后期凉血活血、化湿降浊以去瘀生新，帮助病理产物代谢，减少细胞毒性分子堆积，保护神经功能。这也为CAA的临床治疗提出了新的思路及解决方案。

第六节

颅内静脉窦血栓

颅内静脉系统血栓形成（cerebral venous sinus thrombosis，CVST）是指由于多种病因引起的以脑静脉回流受阻，常伴有脑脊液吸收障碍导致颅内高压为特征的特殊类型脑血管病，在脑血管病中占0.5%～1%。病变部位可原发于脑内浅静脉、深静脉或静脉窦，其中单纯浅静脉血栓形成罕见，多由脑静脉窦血栓延伸而来；深静脉血栓形成则以大脑内静脉和大脑大静脉多见。60%以上患者病变累及多个静脉窦，其中以上矢状窦血栓发生率居首位。颅内静脉窦血栓的发生主要由遗传因素决定，多种原因可促发。其病因可分为感染性和非感染性，前者常继发于头面部或其他部位化脓性感染或非特异性炎症；后者则多与高凝状态、血液淤滞、血管壁损伤以及各种颅内压过低等有关。其临床表现为头痛、视物模糊、视乳头水肿、一侧肢体的无力和感觉障碍、失语、偏盲、痫性发作、孤立性颅内压增高综合征、不同程度的意识障碍或认知障碍，以及不明原因的硬脑膜动静脉瘘。西医对此的治疗手段以抗凝和溶栓治疗为主，但存在治疗时间久、费用高、生活能力改善不理想等问题，而中医治疗方面研究较少，也没有该类疾病较系统的诊疗常规，尚缺少中西医结合治疗的研究报道。全国名老中医高利教授多年来一直在临床上应用中医药诊治神经内科疑难重症，对颅内静脉窦血栓的中西医结合治疗有着独到的认识，疗效确切，患者依从性佳。现特将高利教授治疗颅内静脉窦血栓经验总结如下。

一、辨证论治

中医古籍中并无特定治疗颅内静脉窦血栓病名记载，但按照其症状表现，可描述为"头痛""中风""痫证"等。

《灵枢·决气》曰："中焦受气取汁变化而赤是谓血。"说明人体的血液主要依靠中焦气化而生，是人体必需的营养物质。五脏充实，六腑通畅，阴阳和谐则气血津液运行正常。五脏六腑功能一旦失调就会使气、血运化失常，而致瘀血内阻。瘀血形成之后，不仅失去正常血液的濡养作用，而且反过来又会影响全身或局部血液的运行，产生疼痛、出血或经脉瘀塞不通，内脏发生癥积，以及产生"瘀血不去，新血不生"等不良后果，如瘀阻于头，可见头痛、头晕、神昏。

《丹溪心法·中风》曰："湿土生痰，痰生热，热生风也。"意为脾胃气机升降失常，津液不能正常流行输布滋养周身，则经脉瘀阻，痰浊内生，痰随气升降流行，形成多种病证，因而有"百病多由痰作祟"之说。痰在经络筋骨，则可致瘰疬痰核，肢体麻木，或半身不遂；痰上阻于脑络致头晕、神识不清；若痰浊阻碍气机致痰阻血瘀；瘀而化热，热邪伤阴更可加重毒邪的形成，导致疾病的发生。

因此，高利教授认为痰瘀互结损伤脉络是该病的主要病机。痰湿、瘀血等浊邪滞留血脉，久而久之可使气血流动受阻，若有情志抑郁化火则可灼伤津液，痰瘀之邪与热相搏则可逐渐形成为斑块，阻塞脉道，形成血栓。高利教授论治静脉窦血栓的中医辨治思路，核心是针对其"痰阻血瘀"的核心病机，选清热利湿化痰，活血健脾补肾为通治之法，再根据患者体质及所处的不同疾病分期特点进一步辨证，加减化裁。具体的通治的基本药物与分期化裁如下。

（一）通治方药

通过对高利教授诊治静脉窦血栓处方的分析，所用频次较高的核心药味有黄芩、黄连、大黄、玉米须、牡丹皮、制何首乌六味，为泻心汤加味而成。泻心汤出自《金匮要略》，治疗邪火内炽，湿热内蕴等证，为泻火解毒的经典方。加玉米须利水消肿；牡丹皮清热凉血、活血化瘀；制何首乌补益肝肾。六药合用，可起到清热利湿、活血补肾的功效。现代药理研究进一步发现：黄芩与黄连，可显著抑制脂多糖诱导的炎症反应，其提取物及黄酮成分有较强抗炎抗损伤；大黄具有"下瘀血、破癥瘕积聚、留饮宿食、荡涤肠胃、推陈致新、通利水谷、调中化食以及安和五脏"功效，其有效成分能抑制炎症细胞因子的产生和释放，具有抗菌消炎的功效，可减轻脑水肿、降低颅内压，有类脱水剂的作用；牡丹皮中的牡丹皮酚对神经元具有明显的保护作用，牡丹皮酚能显著减轻大鼠再灌注后脑组织的梗死面积和病理改变，能抑制脑组织中炎性细胞的浸润及黏附因子表达；玉米须多糖可明显增加大、小鼠的排尿量，增加尿液中K^+、Cl^-的含量；何首乌的药理作用主要有抗氧化及抗衰老、保肝、降血脂及抗动脉粥样硬化、抗骨质疏松、抗炎、免疫调节、抗肿瘤等。

（二）分期化裁

1.急性期

急性期以治标为主，治疗应根据患者体质及症状表现，在基础方上加强攻邪之力。若热邪较重，可加入白花蛇舌草、半枝莲、黄柏等，以增强其清热解毒的功效。若水湿较重，可加入冬瓜皮、通草、白茅根，以增强其利水通淋的功效，以缓解患者颅压高的症状。若血瘀较重，可加入赤芍、红花、桃仁、川芎、三七粉等，以增强其活血化瘀的功效。若肾虚较重，可加入淫羊藿、牛膝等，以增强其补益肝肾的功效。

2.缓解期

应注意标本兼顾，其治疗主要是针对痰、瘀化生之所——脾胃。脾胃为后天之本，气血生化之源。中医学认为，饥饱失常、劳碌过度最易使中焦脾胃受伤，常导致脾虚湿生，湿酿成痰，痰滞化热，湿、热、痰三邪相搏，蓄结日久则瘀阻脉络，形成血栓。故常加二陈汤燥湿化痰，理气和中；小承气汤通腑泄热。诸药合用，共奏活血逐瘀、涤痰通络之效，使痰浊得化，血脉得通，瘀血得消，个体内环境趋于平衡，以达整体调节、标本兼治之功效。

因此，高利教授以清热利湿化痰、活血健脾补肾为通治之法，再根据患者体质及所处的不同疾病分期进一步辨证，加减化裁，从而痰热得清、邪气得祛、正气得养而脑神得护，而得祛邪扶正之功。

二、典型病例

患者顾某，女性，44岁，因"间断头痛50日，意识丧失1个月"，急诊以"颅内深静脉血栓形成，颅内多发出血，再障"收住入院。

患者50天前间断头痛，剧烈头痛伴搏动感，右侧颞部为主，不伴视物模糊，不伴恶心、呕吐。1个月前无明显诱因出现意识丧失，双眼向上凝视，口吐白沫，伴四肢强直抽动，不伴大小便失禁，持续2分钟左右，在当地医院予地西泮10mg肌注，间断镇静剂治疗，患者仍反复发作抽搐5次，间隔30分钟发作一次。发作间期意识丧失，当地按"癫痫持续状态"收入神经内科治疗。急诊头颅CT、MRI提示右侧颞叶、左侧额叶脑出血，右侧乙状窦、横窦、矢状窦血栓形成，后意识丧失加重行"左侧额叶血肿清除、去骨瓣减压术""介入右侧乙状窦、横窦血栓抽吸术"。为进一步诊治转入我院神经内科ICU继续治疗。高利教授在明确诊断为颅内静脉窦血栓，西医抗凝、改善循环、降低颅内压等治疗的基础上，在急症期中医辨之为热邪壅塞，证属阳明腑实、痰热闭窍、内扰神明，治以清热解毒、活血补肾为法，方药组成如下：玉米须30g，琥珀粉3g（冲服），鲜冬瓜皮30g，牡丹皮10g，三七粉4g（冲服），黄芩6g，赤芍10g，白花蛇舌草15g，通草5g，大黄5g（后下），制何首乌15g，淫羊藿10g。10剂后，患者头痛较前减轻，癫痫发作程度减轻，次数减少，整体症状稳定，趋于好转。高利教授在前方基础上减白花蛇舌草、通草等清热解毒利尿之品，加酒大黄、桃仁、红花，以增活血祛瘀开窍之功。在缓解期，高利教授用健脾化痰、活血补肾为法，方药组成如下：陈皮9g，半夏曲9g，香附9g，川芎9g，牡丹皮9g，麸炒枳实6g，厚朴9g，黄芩9g，黄连9g，白茅根30g，熟大黄5g，制何首乌15g。20余剂后患者临床症状进一步好转，意识好转，能配合医生做简单查体。

三、诊疗思路分析

颅内静脉窦血栓是临床常见疾病，抗凝药（普通肝素、低分子量肝素、华法林）为临床常用治疗药物，可以有效预防颅内静脉和静脉窦血栓形成的发生、阻止血栓进展、促进侧支循环形成，进而预防深静脉血栓形成和肺栓塞等。颅内静脉窦血栓若不及时采取适当诊疗措施，亦可发生脑疝危及生命，中药由于所含有效成分复杂多样，利于相互协同作用于多个病理环节与靶点，运用中西医结合方法进行治疗，缩短病程、改善预后是十分必要的。然而，颅内静脉窦血栓并无对应的传统中医病名，可参考的中医中药文献古籍及基础研究很少，亟须从临床经验中拓展思路、探讨治疗方案并总结实践经验，为一线治疗提供参考依据。

根据中医辨证论治，高利教授认为该病应围绕"痰瘀"论治，痰湿、瘀血导致邪留血脉，形成血栓，宜选利湿化痰、清热活血类中药，辨证化裁，药效稳定，有的甚至具备双向调节作用。其中黄芩与黄连清热燥湿，抗炎抗损伤，大黄破积滞行瘀血，抑制炎症，脱水降颅压，牡丹皮清热活血散瘀，保护神经元，玉米须祛湿健脾、利水消肿。降颅压、调节离子平衡；何首乌活血化瘀、通经络，降血脂、抗炎抗动脉粥样硬化；川芎为血中之气药，上行头目，下行血海，活血通经、行气止痛，有效成分川芎嗪扩血管降血压，可迅速透过血脑屏障，改善循环，抑制血小板聚集、抗血栓形成；三七化瘀止血、活血定痛，能够抗血小板聚集、抗凝血酶和促进纤维蛋白酶溶解；香附理气解郁、调经止痛，其中黄酮类成分木犀草素可以抗炎解痉、抗血栓降胆固醇。再根据患者平素体质、疾病分期等灵活变化，标本同治，从而达到缩短病程，提高生活质量以及改善预后的效果。

第七节

儿童缺血性卒中

儿童动脉缺血性卒中（arterial ischemic stroke，AIS）是一种严重的儿科神经系统疾病，可导致感觉和运动障碍、语言功能损伤、智力障碍以及癫痫等症状，为家庭和社会带来沉重负担。AIS的主要危险因素：非粥样硬化性动脉疾病、心脏疾病、遗传性血栓形成、获得性血栓形成、镰状细胞性贫血症、肿瘤、先天性代谢疾病、风湿病、病毒感染等。西医学治疗儿童AIS的方法包括对症治疗（纠正电解质紊乱、控制血压/血氧/血糖、预防癫痫和减轻脑水肿）和抗栓治疗（抗血小板聚集和抗凝血）等。

儿童AIS病因与成人卒中区别较大，成人卒中的已有结论不能直接应用于儿童诊治过程，且儿童溶栓治疗及介入治疗的临床研究相对较少，存在一定的地域不均衡性。儿童大脑尚未发育成熟，卒中不仅对神经功能造成损害，对神经系统发育的影响也同等严重，所以寻求更为安全有效的治疗方法是儿童AIS患者所迫切需要的。

儿童AIS发病较为隐蔽，非特异性临床表现较多，导致其诊断困难、确诊时间较长，因此早期识别，及时采取神经保护措施对于改善儿童AIS的结局至关重要。中西医结合治疗在脑血管病方面具有独特优势，本文将结合病例，探讨儿童AIS病因病机及其中西医结合治疗方法，为该病的诊疗提供有益参考。

一、辨证论治

高利教授认为成人AIS的中医病机以痰浊瘀血阻络为主。儿童AIS的发病原因及病理过程与成人差异较大，多因先天禀赋不足、脾气亏虚、感受外邪所致。先天体质特点及后天脾胃失调在儿童AIS的发生发展中起关键作用。

高利教授多年前就提出脑血管狭窄与胃肠道疾病密切相关，胃肠道疾病是脑血管病的危险因素和始动因素。中医学有"脾为生痰之源"和"痰生百病"的理论。《脾胃论》言："内伤脾胃，百病由生。"脾胃受损是儿童AIS发生的重要原因，脾胃功能异常导致病理产物痰、湿、瘀的聚积，是儿童AIS的直接致病因素。当前社会儿童厌食、挑食较为常见，粮食更为精细，致使含有纤维素、膳食纤维等多种营养物质的食物摄入缺乏，零食及日常饮食中的高盐、高糖又会加重脾胃负担，损伤脾胃。脾为后天之本，当脾气虚损，腐熟、运化水谷力量减弱，水谷精微（营养物质）生成吸收均减少，则气血生化乏源，不能充养机体。脾胃为升降枢纽，脾胃损伤则运化水湿能力减弱，水湿停聚，聚湿成痰，阻塞经脉。

《读医随笔》里提到"血犹舟也，津液水也"，痰湿阻塞经脉，津液输布失常，加之气血亏虚运行无力，三者相互作用导致瘀血停于脉内，形成瘀血。王清任《医林改错》中提道："元气既虚，必不能达于血管，血管无气，必停留而瘀。""若元气一亏，经络自然空虚……无气则不能动，不能动，名曰半身不遂。"痰、湿、瘀血三种病理产物堆积，瘀久化热，既能灼伤津液，又能炼液成痰，能加重脑血管狭窄的病理过程，为AIS的发生提供可能。

高利教授认为脑血管病的治疗要因人而异，单一的抗血小板治疗并不能达到理想的疗效。在儿童AIS治疗过程中，抗血栓药物的安全性、用法用量及凝血系统对药物的反应性尚无定论，中西医结合治疗需要从整体出发，将患者的症状表现同年龄、生活习惯综合考量，对患者进行综合调理。高利教授运用中西医结合方法治疗脑血管狭窄所致的AIS，基本原则是治病求本和整体调理。主要治则是健脾益气、活血化瘀。对于不适宜某些西药治疗的患者，高利教授以纯中药为主，对于无胃肠道疾病及肝功异常者可以阿司匹林（氯吡格雷）和他汀类为基础用药，同时根据患者体质与证候加用中药。在活血化瘀用药的基础上，高利教授对气虚痰湿型患者多加用自拟院内中药协定处方"健胃醒脾方"或"开窍方"加味，而痰热证患者多加用"痰火方"，并酌加疏肝解郁之品。在选用活血化瘀中药时，高利教授常用破血逐瘀药物如水蛭、土鳖虫等。

高利教授认为，本病痰瘀阻络为标，脾气亏虚为本，治疗当结合临床表现，标本同治，随症加减。体质是人体发病的内在因素，辨别及掌握儿童AIS患者的体质特征和临床特点有助于更好地从体质学角度认识儿童AIS。儿童AIS的病机还包括先天禀赋不足，先天之本亏虚，后天生化不足失于充养，则加重气血亏虚、痰瘀阻络的病理改变。

二、典型病例

患儿，男，10岁，主因2周前晨起出现左腿麻木无力、跌倒，不能行走，遂于2020年7月10日在当地医院就诊。发作时无意识障碍，无头痛、头晕，数分钟后缓解。既往史：鼻窦炎、抽动症。MRI示右侧基底节区、侧脑室周围急性脑梗死，MRA示右侧大脑中动脉狭窄。给予阿司匹林抗血小板治疗，建议到上级医院检查以明确病因。

（一）辅助检查

头颅MRI、MRA（2020-7-10，当地）：右侧基底节区、右侧侧脑室周围急性期脑梗死；右侧大脑中动脉狭窄（图1-7）。

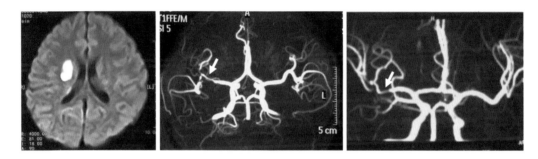

图 1-7　患者头颅 MRI 及 MRA（2020-7-10）

脑电图、颈动脉超声、心脏超声、胸部X线、胸部CT及血液学检查（2020-7-10，当地）均未见异常。

头颅MRI（2020-7-17，北京天坛医院）：右侧放射冠异常信号，缺血梗死灶急性期可能性大（图1-8）。

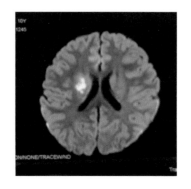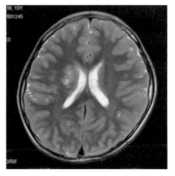

图 1-8　患者头颅 MRI（2020-7-17）

头颅MRI、MRV（2020-7-24，北京儿童医院）：右侧底节区病变，考虑脑梗死恢复期，部分病灶软化囊性变、右额窦炎症；左侧横窦纤细，显影欠连续（图1-9）。

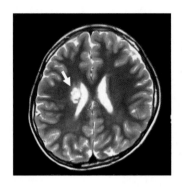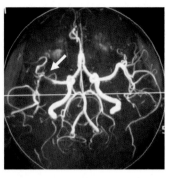

图1-9　患者头颅MRI（2020-7-24）

经颅多普勒TCD（2020-7-24，北京儿童医院）：右侧大脑中动脉重度狭窄？

代谢缺陷筛查（2020-7-24，北京儿童医院）：脂肪酸代谢缺陷（考虑饮食结构引起的继发改变）。

超声检查（2020-7-24，北京儿童医院）：超声心动图未见异常；甲状腺、肝胆胰脾肾、双肾动脉超声均未见异常。

脑脊液相关检查（2020-7-24，北京儿童医院）：脑脊液常规、脑脊液生化正常，抗神经抗原抗体检测、脱落细胞学检测结果正常。

血液指标相关检查（2020-7-24，北京儿童医院）：血氨（NH_3）、同型半胱氨酸（HCY）、凝血五项、甲状腺功能、甲状腺抗体、神经元特异性烯醇化酶（NSE）、抗核抗体谱（ANAS）、肾素-血管紧张素-醛固酮（RAAS）、TORCH-IgM、甲胎蛋白（CEA）、癌胚抗原（AFP）、抗中性粒细胞胞浆抗体（ANCA）、狼疮抗凝物、乳酸（LAC）、抗 β_2 糖蛋白I抗体（β_2GP-I）、抗心磷脂抗体（ACA）、抗凝血酶、APC抗体、蛋白B、蛋白C均未见异常。

TCD增强实验（2020-8-4，北京天坛医院）：阳性。

头颅MRA（2020-8-4，北京天坛医院）：右侧大脑中动脉水平段末端、分叉部管腔重度狭窄。

头颅MRA（2020-11-23，北京天坛医院）：右侧大脑中动脉水平段至分叉处、侧裂段分支起始部管腔稍窄，较8月4日狭窄程度减轻；右侧大脑中动脉水平段局部可见管壁环周增厚伴环形强化。血管炎？

（二）诊疗经过

2020年7月28日于宣武医院门诊就诊。家属代述示患儿自觉乏力，无言语及肢体活动障碍。平素偏食，手足不温，四肢偏凉，大便干，夜间磨牙。服用阿司匹林两周。患儿照片示神色可，舌苔白黄润，舌质淡，舌下静脉评分1.5分，体型偏瘦。结合前期辅助检查，诊断为脑梗死（气虚痰阻型）。治以健脾益气、活血化痰。用药如下：阿司匹林停用。中成药脉血康胶囊2粒，口服，1日3次。健胃醒脾方1/2剂、痰火方1/3剂＋丝瓜络10g。14剂，水煎服，日1剂，早晚各1次温服。

二诊（2020-8-11）：服药14剂后，患儿食纳转佳，便干较前好转，体重较前增加。查体：患儿未见异常神经科体征，肌力正常。神清，语利，面色少华，舌苔薄白黄，舌质淡，舌下静脉1.5分（图1-10）。8月4日MRA示右侧大脑中动脉水平段末端、分叉部管腔重度狭窄；TCD增强实验阳性。以健脾益气、活血通络为法，调整处方如下：生黄芪10g，炒白术10g，大腹皮10g，广陈皮3g，桂枝3g，当归15g，半枝莲10g，莱菔子6g，川芎9g，三棱10g，茯苓15g，

白扁豆10g。28剂，水煎服，日1剂，早晚各1次温服。中成药继服。

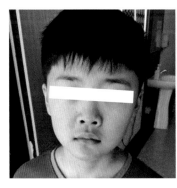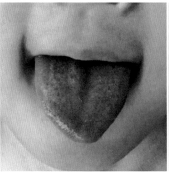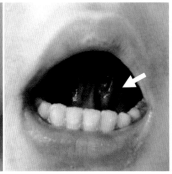

图1-10　患者二诊面色舌象照片

三诊（2020-10-9）：服药2月余，近1周鼻衄两次，耳鼻喉科就诊后镜检示鼻腔梨氏区黏膜糜烂，血常规检查未见异常。查体：神清，语利，四肢肌力5级，舌苔白润，舌质淡红，手脚掌侧欠温。停用中成药，调整中药处方如下：

生黄芪10g，炒白术15g，广陈皮6g，生薏苡仁15g，黄精10g，牡丹皮10g，路

路通9g，丝瓜络10g，川芎6g。28剂，水煎服，日1剂，早晚各1次温服。

四诊（2020-12-4）：发病近5个月，目前无不适症状，二便正常，手足掌侧转温，但仍潮湿。晨起时感腹胀，少食，未见鼻衄。望诊可见面色少华，舌苔白润，舌质淡红。11月23日复查MRA，示右侧大脑中动脉水平段至分叉处、侧裂段分支起始部管腔稍窄，较8月4日狭窄程度减轻（图1-11）；右侧大脑中动脉水平段局部可见管壁环周增厚伴环形强化，疑似血管炎。血管狭窄程度明显减轻，继以健脾利湿，活血化瘀治疗（证候变化见表1-2）。中药处方如下：炒白术12g，茯苓20g，生黄芪10g，炙甘草10g，广陈皮6g，枳实10g，葛根10g，赤芍10g，半枝莲10g，川芎9g，白芷10g，旋覆花9g。

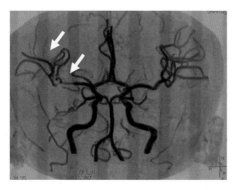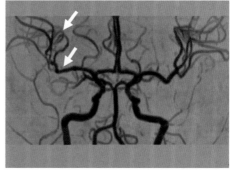

图1-11 患者治疗前后磁共振血管成像（MRA）对比

注：左：8月4日北京天坛医院MRA影像；右：11月23日北京天坛医院MRA影像。

表1-2 诊疗过程证候改变

证候	7月28日	8月11日	10月9日	12月4日
神	神色可	神清，语利	神清，语利	神清，语利
面色	少华	少华	少华	少华
舌苔	白黄润	薄白黄	舌苔白润	舌苔白润
舌质	淡	淡	淡红	淡红
舌下静脉	1.5分	1.5分	未见异常	未见异常
二便	大便干	便干较前好转	二便正常	二便正常
体重	体型偏瘦	体重较前增加	未见异常	未见异常

续表

证候	7月28日	8月11日	10月9日	12月4日
饮食	平日偏食	食纳转佳	未见异常	时感腹胀，少食
四肢	手足不温，四肢偏凉	四肢偏凉	手足欠温	手足温，潮湿
其他	—	右侧大脑中动脉水平段末端、分叉部管腔重度狭窄；	鼻衄两次	未见鼻衄；右侧大脑中动脉水平段至分叉处、侧裂段分支起始部管腔稍窄

三、诊疗思路分析

该患儿脑梗死诊断明确，右侧大脑中动脉是此次梗死的责任血管。该患儿无相关基础疾病及脑血管病相关危险因素。各项化验检查排除了血栓前状态、红斑狼疮、抗磷脂抗体综合征、镰状细胞病、感染及肿瘤等儿童 AIS 相关疾病。TCD 增强（发泡）实验可见少量微栓子信号，但心脏超声未见异常，两项检查结果未能相互印证，卵圆孔未闭诊断仍需进一步判断，且尚无研究报道从右向左分流与儿童 AIS 具有相关性。因此，该患儿大脑中动脉重度狭窄及脑梗死的病因从西医学角度讲尚不清楚。

该患儿平素食少且挑食，不喜主食，夜间磨牙，大便偏干，体型偏瘦。其脾虚证候突出。《脾胃论》言："内伤脾胃，百病由生。"饮食偏嗜与不节致脾胃伐伤，气机升降失司，津液运行失常，气不行津，津液停聚，聚湿生痰；痰阻血脉致血涩不行，停而为瘀，痰瘀互结可进一步影响气机的升降出入，加重气血瘀滞，形成恶性循环。痰瘀日久，可进一步形成热毒内蕴，诸邪闭阻脉络，形成血管狭窄和 AIS。高利教授根据卒中患者证候和体质特点，选择院内协定方"健胃醒脾方""痰火方"，并灵活加减，辅以脉血康胶囊增强活血作用，取得佳效。

患者首诊时高利教授运用健胃醒脾方佐以痰火方、丝瓜络补脾益气、清热化痰通络，配合脉血康胶囊破血逐瘀。二诊时患儿热象减轻，食纳转佳，便干好转，用生黄芪、炒白术、茯苓、白扁豆取"六神散"方义以健脾益气和胃，广陈皮、莱菔子以增强行气化痰之力，桂枝、川芎、当归、三棱活血通络，大腹皮、半枝莲以通腹利湿泄浊。三诊时舌下静脉迂曲程度明显减轻，舌象见热象，予健胃醒脾方加痰火方健脾清热化痰，佐以生黄芪、川芎补气活血。四诊时患儿症状稳定，手脚欠温，出现鼻衄情况，停用破血逐瘀之脉血康胶囊，用生黄芪、炒白术、广陈皮、生薏苡仁以健脾化湿，黄精补脾气、养胃阴，川芎、路路通以通络行气，牡丹皮、丝瓜络以凉血化瘀止血。患儿服药4月余，症状明显好转，MRA可见右侧大脑中动脉水平段至分叉处、侧裂段分支起始部管腔稍窄明显减轻，之后继用调补脾肾、活血利湿之法加以巩固。该患者的治疗取得了非常满意的疗效。

肌病诊疗思路与临证实录

第一节
Isaacs 综合征

Isaacs 综合征是一种罕见的神经肌肉疾病，亦称神经性肌强直，是由周围神经病变引起的肌肉活动性疾病，具有起病缓慢、进行性加重的特点。国内相关研究较少，目前缺乏流行病学证据，大多作为病例报告。

临床主要表现可能为肌束颤搐、肌强直、肌痉挛、肌萎缩等肌肉症状，并可见肌肉肥大，常见于腿部肌肉，但也可以见于前臂和手部肌肉，肥大程度与单个肌肉群过度活动的严重程度相对应，通常是双侧的。可伴肢体乏力、多汗，症状持续存在，睡眠时不能缓解，运动后症状加重，少见病例报道可自行缓解。若病变涉及中枢神经系统，则可能出现幻觉、人格改变等。少数患者可发现远端感觉丧失。

本病可单独存在，也可并发于自身免疫性疾病或副肿瘤综合征，需要对各种潜在原因进行进一步评估，多见于青少年，男性多于女性，部分患者有家族遗传病史。发病原因涉及遗传及变异，低阳性滴度（100～400pm）似乎与 Isaacs 综合征具有临床相关性，但更常见于恶性肿瘤患者和各种神经退行性疾病或其他未明确的自身免疫性基础疾病，因此有研究认为可能与自身免疫及肿瘤因素的相互作用有关，但这需要进一步对潜在原因进行广泛评估。

最初治疗方法主要为对症治疗，随后的研究表明结合免疫治疗可能会取得更大的收益。常用抗惊厥药，如卡马西平、苯妥英钠等缓解临床症状，同时可应用糖皮质激素，通过抑制免疫反应从而缩短患者病程，减轻症状。然而本病尚无特效及有针对性的治疗方法，本文就一例神经性肌强直患者的治疗实例，进一步阐述高利教授中西医结合治疗的诊治思路。

一、辨证论治

中医古籍中并无Isaacs综合征等相关病名的记载，高利教授结合中医辨证论治分析Isaacs综合征患者，认为根据其相关肌肉病证应归于中医"痉证"的范畴，如《素问·至真要大论》曰："诸痉项强，皆属于湿。"关于痉字的理解，《说文解字》中说：痉，强急也。"痉"既可以指全身性的，例如身体强急、屈伸不利，又可以指局部肢体的强直、痉挛。然而单纯将该病归为"痉"，其论治具有一定局限性，高利教授在动态观察诊治的基础上，总结出该病病机当责脾虚湿盛，证属本虚标实，以脾肾不足为本，湿邪于内为标，致使气机阻遏，筋肉失养，发为本病。

（一）脾与Isaacs综合征

脾主肌肉，肌肉的营养有赖脾的运化吸收，如《素问·痿论》曰："脾主身之肌肉。"脾气健运则肌肉丰盈而有活力，若脾病则肌肉痿缩不用，如《素问·太阴阳明论》曰："脾病而四肢不用何也？令脾病不能为胃行其津液，四肢不得禀水谷气，气日以衰，脉道不利，筋骨肌肉，皆无气以生，故不用焉。"因此肌肉疾病的发生，与脾有密切的关系。此外脾主运化，《素问·经脉别论》有云："饮入于胃，游溢精气，上输于脾，脾气散精，上归于肺，通调入道，下输膀胱，水精四布，五经并行，合于四时五脏阴阳，揆度以为常也。"即是说，饮食入胃后，通过脾胃的功能，水谷精微转化成人体所需要的气、血、津液等，而之后通过五脏六腑的生理功能完成在全身的输布，通过三焦完成水液代谢，若脾虚不足，一则水谷精气不能依赖脾气散精而上归于肺，二则土不生金，肺虚则无力行其通调水道之职能，于是水津不能四布，导致清者难升，浊者失降，水谷湿郁不化。故而脾运失职，则不能吸取水谷精微，气血难以濡养肌肉经脉，同时，脾失健运则水湿内停，致使全身脏腑调节失衡。

（二）湿与Isaacs综合征

此病因湿邪而发病，湿证的形成，常为内外合邪而致病，既可因脾失健运，水液不能正常输布而化为湿浊，又可因外湿侵袭，如居处潮湿、冒受雾露等形成。《黄帝内经注评·上册·素问部分》中说："湿为阴邪，易伤阳气，阻碍气机，不能温煦筋脉而发为痿。"湿性滞着，留于筋肉之间，阻碍病患者局部的气血运行，故表现为局限性的肌肉强直、疼痛等症。《素问·至真要大论》曰："诸湿肿满，皆属于脾。"患者过食生冷厚腻，损伤脾阳，脾失健运，水湿运化不利，也会造成水湿内停，聚集为痰，痰湿中阻，阻遏气机，从而使清阳不布，津液不敷，筋脉肌肉失之温养，故发生肌肉颤动。

（三）分期论治

本病不同时期可表现出不同症状，符合中医证候动态演变的特点。Isaacs综合征发病初期以邪实为主，正气存内，症见肌强直，肌束抽搐，可伴肌肉肥大，无明显乏力，正邪相争可见多汗，与湿热密切相关；随病程发展，正气渐亏，可见乏力，肌肉萎缩等症状，与脾虚关系密切。此期治疗当以祛邪治标为要，结合患者体质及症状表现，进行方药加减。《金匮要略方论本义·痉病总论》有云"脉者，人之正气正血所行之道路也，杂错乎邪风、邪湿、邪寒，则脉行之道路必阻塞壅滞，而拘急痉挛之症见矣"，故湿邪阻遏气机，而致肌肉强直，予防己、伸筋草、瓜蒌等祛风利水、活络止痛。肝肾亏虚易见风动，故祛邪之时不忘扶正，以川断、狗脊、山茱萸、骨碎补等补肝肾、强筋骨，若以下肢为甚，更宜取牛膝引诸药下行。若出现其他肌肉不自主运动，则多为阴血不足、肝风内动所致，治以熟地黄、白芍等填精养血以息风。

随疾病进展，以正气亏虚为主，然邪实亦存，治疗以温阳健脾、利水祛痰为主，选用二陈汤为底方，予以加减。二陈汤出自《太平惠民和剂局方》，是著名的祛湿方剂，为燥湿化痰、理气和中的代表方，用药大体辛、甘、苦、淡而温，入脾经最多，其类方以化痰燥湿、理气健脾为特点。高利教授多在其基础上，根据不同的症状证候，灵活用药，随症治之。以半夏胜脾胃之湿，而与陈皮同用，气行则痰湿除，体现了"治痰先理气，气顺则痰消"的特点；用茯苓以健脾利水渗湿，以助半夏、陈皮渗湿之力，起到"渗湿以助化痰之力，健脾以杜生痰之源"的作用。同时兼顾止痛，减轻患者痛苦，予木瓜舒筋和络，防己止痛利水。

二、典型病例

患者杨某，男，52岁，因"腰痛后双下肢肌肉颤动1个月"于2017年5月22日就诊于宣武医院，以"下肢肌肉颤动待诊"由门诊收入院。患者1个月前无明显诱因出现腰痛，查腰椎CT示腰椎间盘突出，自服止痛药后腰痛缓解，患者可进行体育活动。2天前患者运动后出现双下肢肌肉不自主颤动，呈波动样、虫蠕样，伴有双下肢力弱感，走路及活动乏力，并逐渐出现右下肢近端外侧皮肤麻木、疼痛，无肌肉酸痛，无头晕头痛，无恶心呕吐，自感爬楼梯时稍有乏力感。于当地未明确诊断，遂来我院就诊。刻下乏力明显，双下肢肌肉颤动，右下肢外侧皮肤麻木、疼痛，全身汗出较多，无肌肉疼痛，纳差，眠差，近期消瘦约15kg。

既往高血压病史，腰痛病史数十年。吸烟史数十年（2包/天），饮酒（平均每日250mL）。否认相关家族病史。

入院查体：血压145/83mmHg，神清语利，精神差，查体合作。高级智能检查正常。视力、视野正常。双眼各方向运动正常，无眼震，双瞳孔等大等圆，光反射灵敏。双侧额纹对称，伸舌居中。颈部无抵抗。双上肢腱反射正常。双下肢腱反射减弱，四肢肌力5级，四肢肌张力正常，双侧腓肠肌肥大，肌肉无压痛。患者腹部、双侧腓肠肌可见肌肉颤搐，双侧共济运动稳准，深浅感觉检查正常，病理征未引出。

（一）辅助检查

腰椎CT（2017-4-17，张掖市医院）：腰椎退行性改变；L4/5椎间盘膨出并突出，双侧神经根受压，椎管狭窄；L5/S1椎间盘突出。

头颅MRI（2017-5-22，宣武医院）：脑内多发缺血灶，右侧额顶部硬膜下积液，脑白质变性。实验室检查：血红蛋白119g/L；游离T_3（FT_3）4.5pg/mL；谷丙转氨酶（ALT）67IU/L，肌酸激酶（CK）237IU/L，乳酸脱氢酶（LDH）278IU/L，尿素（Urea）9.63mmol/L。糖化血红蛋白、肿瘤全项、风湿三项、HIV、梅毒、抗心磷脂抗体、抗核抗体谱均正常。脑脊液检查：压力160mmH$_2$O，蛋白48mg/dL，脑脊液葡萄糖95.22mg/dL，肿瘤、病毒等检测正常。脑脊液病理：镜下见少量淋巴细胞和红细胞，个别单核细胞。肌电图：右腓肠肌静息可见群放电位。

入院后西医诊断考虑为神经性肌强直。本患者以双下肢受累为主，以肌肉颤搐为突出表现，入院第2天行腰椎穿刺术，腰穿压力160mmH$_2$O，脑脊液无色透明。予卡马西平镇静，丁苯酞保护线粒体，前列地尔及长春西汀改善循环，维生素B$_1$、甲钴胺营养神经等治疗。患者平素饮食不洁，过食肥甘生冷厚腻，此次劳累后起病，出现肌肉颤动，神疲乏力，肢体困重、倦怠，多汗，动则加重，右下肢疼痛，纳差不欲食，舌苔白滑厚。中医四诊合参，考虑患者病程日久，且入院时肌肉颤搐症状较为严重，急则治其标，治以补肾强筋，活络止痉，中药处方如下：川断15g，狗脊15g，牛膝15g，山茱萸15g，骨碎补25g，威灵仙15g，鸡血藤15g，防己15g，伸筋草15g，丝瓜络15，熟地黄30g，白芍30g。7剂，水煎服，日1剂，早晚各1次口服。并予中成药血栓通活血化瘀。

入院后3天，患者病情相对平稳，仍有双下肢肌肉颤动，缓则治其本，考虑证属脾虚湿盛，治以温阳健脾，利水祛湿。调整方药如下：陈皮10g，法半夏9g，茯苓30g，草薢10g，泽兰12g，佩兰12g，路路通15g，川芎12g，防己10g，木瓜20g，牛膝30g。7剂，水煎服，日1剂，早晚各1次口服。中医外治法予益气活血通络洗剂泡脚，中成药予七叶神安片口服镇静安神。

1周后患者症状缓解，腹部肌肉颤搐消失，下肢肌肉颤搐频率及幅度较前均明显好转，调整方药如下：陈皮10g，法半夏9g，茯苓30g，草薢10g，天竺黄6g，浙贝母12g，路路通15g，川芎12g，伸筋草30g，木瓜20g，牛膝20g，生黄芪20g，桑寄生30g，鸡血藤20g，大腹皮15g，槟榔10g，细辛3g，枳壳9g，柴胡9g。7剂，水煎服，日1剂，早晚各1次口服。

2周时患者左下肢已无肌肉颤搐，右下肢有间断肌肉颤搐，双下肢稍有乏力感，整体状况较前明显缓解。

三、诊疗思路分析

该患者临床表现为双下肢肌肉颤动，伴见腰痛、乏力，肌电图示右腓肠肌静息可见群放电位，结合腰椎检查及头颅核磁等相关辅助检查，考虑为神经性肌强直。

本病属于钾离子通道疾病，关于该病的治疗，卡马西平、苯妥英钠等有效，可以缓解肌强直的临床症状，但其副作用较大，会引起中枢神经系统反应、皮疹、骨髓移植、肝肾毒性等。目前尚无关于该病恢复时间及预后的统计，口服卡马西平后，患者大多在7~15天时可见症状改善，部分患者需要20天以上甚至更长的恢复时间。

高利教授认为根据Isaacs综合征相关肌肉病证应归于中医"痉证"范畴。通过动态观察该病的演变过程，认为本病病机当责脾虚湿盛，证属本虚标实，以脾肾不足为本，湿邪于内为标，致使气机阻遏，筋肉失养，发为本病。治疗应以临床表现为基础，结合相关病史、西医学辅助检查等综合信息，根据患者体质情况及不同疾病分期辨证论治，以改善病情，提高患者生活质量。

在本例患者治疗中，高利教授予威灵仙、鸡血藤、防己、伸筋草、丝瓜络等祛风利水，活络止痛；熟地黄滋阴养血，白芍柔肝止痛，使祛邪而不伤正；川断、狗脊、牛膝、山茱萸、骨碎补等补肝肾，强筋骨，加以顾护先天。于治疗过程中随症变化，予陈皮、法半夏祛湿理气；茯苓、萆薢渗水利湿；泽兰、佩兰芳香化湿，醒脾开胃；路路通、川芎、防己活血行气，利水祛风以止痛，并以木瓜化湿舒筋。待邪去而正虚现，则酌减化湿药，而加生黄芪、桑寄生补肾益气；大腹皮、槟榔下气宽中，行水消肿；少佐细辛、枳壳、柴胡理气宣散。

本例患者采用中西医联合治疗的方法，以最低剂量的卡马西平配合中药汤剂，治以温阳健脾，利水祛湿。经中药积极治疗，7天后症状明显得以改善，且未发生明显毒副反应，充分体现了中西医结合治疗的优势，为临床此类罕见病诊断和治疗提供了诊疗思路。

第二节

运动神经元病

运动神经元病（motor neuron disease，MND）是一系列以上、下运动神经元损害为突出表现的慢性进行性神经系统变性疾病。

（一）病因与机制

本病的病因和发病机制不明，较为统一的认识是在遗传背景基础上的氧化损害和兴奋性毒性作用共同损害了运动神经元，主要是运动神经元中线粒体和细胞骨架的结构和功能受到损害。本病的发病存在多种假说与高危因素，总的来说是引起神经系统有毒物质堆积，特别是自由基和兴奋性氨基酸的增加，损伤神经细胞而致病。

（二）临床表现

由于损害部位的不同，临床表现为肌无力、肌萎缩和锥体束征的不同组合。主要分为以下四种类型：

1.进行性肌萎缩（progressive muscular atrophy，PMA）

损害仅限于脊髓前角细胞，表现为无力和肌萎缩而无锥体束征。

2.进行性延髓麻痹（progressive bulbar palsy，PBP）

单独损害延髓运动神经核，表现为咽喉肌和舌肌无力、萎缩。

3.原发性侧索硬化（primary lateral sclerosis，PLS）

累及锥体束，表现为无力和锥体束征。

4.肌萎缩侧索硬化（amyotrophic lateral sclerosis，ALS）

上、下运动神经元均有损害，表现为肌无力、肌萎缩和锥体束征。

（三）治疗方法

MND的治疗主要包括病因治疗、对症治疗和各种非药物治疗。

1.病因治疗

病因治疗包括抗兴奋性氨基酸毒性、神经营养因子、抗氧化和自由基清除、新型钙通道阻滞剂、抗细胞凋亡、基因治疗及神经干细胞移植。

唯一通过美国食品药品监督管理局（FDA）批准用于治疗肌萎缩侧索硬化症的药物——利鲁唑，具有抑制谷氨酸释放的作用，每次50mg，每天2次，服用18个月，能延缓病程延长延髓麻痹患者的生存期。依达拉奉（自由基清除剂）在一定条件下可以延缓疾病的进程。也有试用泼尼松、环磷酰胺等治疗本病，但必须定期复查血象和肝功能。

2.对症治疗

对症治疗包括针对吞咽、呼吸、构音、痉挛、疼痛、营养障碍等并发症和伴随症状的治疗。如吞咽困难者应鼻饲饮食；有呼吸衰竭者可行气管切开并机械通气。

一、辨证论治

中医学里面没有运动神经元疾病的名称，但高利教授结合该病的疾病进展过程及临床表现，认为该病核心表现多为"肌萎缩伴肌无力"，据《素问玄机原病式》中"痿，谓手足痿弱，无力以运动也"，确定此病当为"痿"，应以"痿证"辨治。

《素问·太阴阳明论》曰："四肢皆禀气于胃，而不得至经，必因于脾，乃得禀也。今脾病不能为胃行其津液，四肢不得禀水谷气，气日以衰，脉道不利，筋骨肌肉皆无气以生。"言明胃受纳水谷后，必因于脾，乃可输送至四肢肌肉关节等处，若脾病，则四肢不用，《素问·痿论》说："脾主身之肌肉。"脾胃主肌肉而充养四肢百骸。脾胃为气血生化之源，由于饮食不节，或思虑过度，导致脾胃受损，脾气亏虚则运化失常，精微不能输送，肌肉失于荣养，则发为痿证。而肾藏精，主骨生髓。肾精不足，命门火衰，阳气不能达于四末，故见肢体痿弱无力。"脾为后天之本，肾为先天之本。"肾藏精生髓，精虚则不能灌溉四末，血虚不能营养筋骨，精血相生，后天之本久衰，累及先天之本，则见脾肾两虚之证。

高利教授认为，神经元数量的绝对减少就相当于中医的肾精亏虚，现代中药药理学研究亦表明填补肾精的中药有修复神经损伤和调节细胞免疫的作用，可改善神经损伤后的各项功能，故该病需用填补肾精的方法治疗。《素问》曰："治痿者独取阳明。"因此，该病的治疗亦当重视健脾之法。

同时，高利教授认为，该病不同于一般的痿证，程度更深，病情复杂，虚而夹邪，因此，以健脾补肾法为基础，强调以"补先天、调后天"理论治疗该病，常予补中益气汤合左归丸加减治疗。方中大剂量黄芪，配炒白术，可达大补元气，促进血液循环，振奋精神，增强体力之效。元气充足，血液畅通，精津濡润，四肢得养，肌肉可长，筋骨得养而作强；黄精、熟地黄、山茱萸、菟丝子、桑寄生、肉苁蓉滋阴益肾、填精补髓；以伸筋草、丝瓜络、路路通柔筋通络，使肌肉关节伸缩自如；升麻升阳举陷，与黄芪配伍，可提升下陷之中气；炙甘草益气和中，调和诸药。在调后天之本的同时补先天之本，使精血同生；先天温阳激发后天，后天补充培育先天。诸药合用，使脾肾阳气旺盛，气血充足，肢体、经筋、脉络、肌肉得以濡养，使得该病的治疗取得了满意疗效。

在治疗上，高利教授善用取类比象法选择药物，讲求"以藤达络、以枝达肢、以形补形"。方中重用菟丝子、桑寄生等藤枝类植物，因诸藤皆缠绕蔓延，纵横交错，无所不至，以之比象人体的神经络脉，取其通络散结之效，其用量多在50g以上。同时建议患者常食用猪骨髓、牛骨汤等填精益髓、补肾壮骨。麻雀、野兔等其性喜升腾跳跃，故能补人之阳气，亦有壮阳补肾之功效。

此外，高利教授在该病治疗中还善用马钱子。常以马钱子粉0.3g为初始量，每日1次于晨7时冲服，监测血常规、肝功能、肾功能指标的变化，若患者无不适感，无大便干、口舌生疮等热象表现，逐渐增加马钱子的用量至0.9g，分2次早晚冲服，使患者肢冷乏力、四肢痿软等症状明显缓解。

二、典型病例

案例1

患者孙某，男，55岁，主因"发作性右上肢无力3年余，渐进性四肢无力、呼吸费力2年余"于2017年4月12日来诊。患者3年前出现活动后右手无力，精细动作能完成，伴时有肉跳，多在上午8~9点发作，持续约1个小时后缓解，每隔数天发作一次，2年前患者每日活动后感手肘下肌肉无力，在当地查神经肌电图示神经源性肌电图损害表现（累及运动纤维），同年9月无力感扩大到右肩关节以下至手指。且出现自觉呼吸费力、吞咽费力、饮水偶尔呛咳，行肺功能检查示中度限制性肺功能通气功能障碍。患者近一年来病情呈缓慢加重趋势，四肢肌肉萎缩、四肢发凉、无力，无法行走及站立，翻身及体位改变需要他人帮助。既往有3~4年农药接触史，吸烟史30年，每天20支，已戒烟。查体：神志清楚，语声低、表达清晰。高级皮层功能正常。双侧瞳孔等大等圆，直径3mm，对光反射灵敏，各个方向活动自如。无面舌瘫，咽反射正常，无舌肌萎缩及纤颤，双侧手骨间肌，大小鱼际肌，前臂、上臂肌群及冈上肌，冈下肌，胸锁乳突肌，下肢胫前肌，腓肠肌及股四头肌等多处肌肉萎缩，无肌束震颤。四肢肌张力低，四肢腱反射未引出，屈颈、仰头无力，四肢肌力Ⅱ级，病理反射阴性，深、浅感觉检查正常，双肢指鼻试验及跟膝胫试验无法完成。辅助检查：肺功能监测示中度限制性通气功能障碍。肌电图示神经源性肌电图改变，累及上下肢肌、腹直肌、斜方肌，胸锁乳突肌也有慢性损害改变，脊髓前角细胞损害可能。脑脊液检查示常规检查、生化检查、细胞学检查均正常，脑脊液神经系统副肿瘤综合征抗体检测（-），血及脑脊液抗GM1抗体谱均正常，血、脑脊液抗乙酰胆碱受体抗体（-）。肺通气监测：①限制性通气功能障碍；程度为重度；②肺总重降低，残气量升高。中医四诊：面色萎黄，舌淡红，苔前部剥脱，中根部偏黄，脉沉滑，四末不温。西医诊断：运动神经元病。中医诊断：痿证。中医辨证：脾肾两虚。方药：炙黄芪80g，炒白术15g，茯苓30g，炙甘草10g，黄精60g，菟丝子30g，桑寄生30g，山萸肉20g，熟地黄30g，威灵仙10g，炙升麻6g，马钱子0.3g（冲），厚朴10g，枳实9g，连翘10g，肉桂6g，水煎早晚各1次温服。予以丁苯肽、维生素E及辅酶Q10对症治疗，方剂以健脾益气、补肾通络为主，同时代温灸膏艾灸关元、涌泉、足三里、肾俞、中脘穴增强补脾肾之功；并给予益气活血通络洗剂外洗双下肢；患者服药7剂后，下肢无力症状明显好转，但仍无法离开床缘，坐位无需佩戴呼吸机，卧位可脱离呼吸机约5分钟，发声所需气息较前充足，语言表达较前有力清晰，舌淡红，苔前部剥脱，中根部偏黄，脉沉滑。调整方药如下：炙黄芪120g，炒白术15g，茯苓30g，炙甘草10g，黄精60g，菟丝子30g，桑寄生30g，山萸肉20g，熟地黄30g，威灵仙10g，炙升麻6g，马钱子0.9g（冲），厚朴10g，枳实9g，连翘10g，肉桂9g，五味子15g，沉香1.5g（冲）继续健脾益气、补肾通络治疗，继续服药一周后，患者在扶持下可下地行走、轻微迈步，病情好转出院。出院后药物巩固治疗，定期复诊。

案例2

外籍患者F，男，60岁，患者8年前无明显诱因出现全身乏力，活动后疲乏，逐渐不能跳舞、游泳和跑步，当时对日常生活尚无明显影响。后四肢无力逐渐加重，陆续出现行走费力不能挺胸抬头，不能持握重物。2年前逐渐出现呼吸费力，并逐渐需要助行器辅助行走，使用无创呼吸机辅助呼吸。患者自觉双侧大腿外侧有肉跳感，无肢体麻木不适、言语不清、饮水呛咳、大小便失禁等。曾在美国医院诊疗，诊断为运动神经元病，服用利鲁唑等药物治疗效果欠佳。年轻时肺功能即为同龄人的80%，有阿米巴感染病史，有可疑神经毒素β-N-甲氨基-L-丙氨酸（BMAA）及放射性物质接触史，查体血压135/70mmHg，神清语利，双眼各向运动自如。双瞳孔等大等圆，对光反射灵敏，双侧鼻唇沟对称，伸舌居中，未见舌肌萎缩及震颤，咽反射存在，四肢肌肉容量减少，双侧大鱼际肌、小鱼际肌、指间肌萎缩明显，抬头耸肩无力，四肢肌力Ⅳ级，四肢肌张力减低，呼吸可见三凹征，双侧深浅感觉对称存在，四肢腱反射减退，双侧Babinski征阴性，双侧霍夫曼征阴性，双侧指鼻试验、双侧跟膝胫试验稳准。辅助检查：肌电图（2016-6）：广泛神经源性损害。SSR：双下肢SSR异常。肺功能检查：①限制性肺通气功能障碍，程度为中；②肺总量正常，残气量升高；③换气功能正常。中医四诊（图2-1）：面色㿠白，鼻头色白，体型高大，弯腰弓背，呼吸费力，语声有力，舌质暗淡、苔白黄厚腻，中间有纵沟，舌根部人字沟舌乳头明显凸起，脉沉细，四末不温。

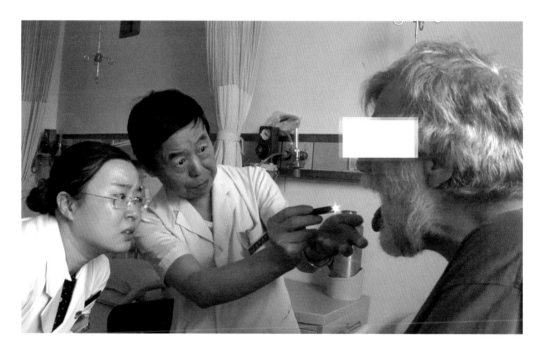

图2-1 采集四诊资料

西医诊断：运动神经元病；中医诊断：痿证。中医辨证：脾肾阳虚。方药：黄芪30g，生白术15g，炒白术15g，黄精50，猪苓15g，土茯苓20g，生薏苡仁30g，木香10g，丝瓜络30g，厚朴10g，生杜仲30g，桑寄生30g，菟丝子20g，制何首乌30g，生甘草10g，鸡血藤30g，虎杖10g。水煎服，1日1剂，1日2次。在应用西医学治疗手段的同时充分发挥中医药优势，给患者加用汤药。入院后常规予血栓通、依达拉奉、丁苯酞注射液、注射用腺苷钴胺、维生素B、辅酶Q10治疗。中药方剂加强补脾益肾、活血通络、祛风除湿之功效，并隔日艾灸涌泉（足少阴肾经）、足三里（足阳明胃经）、三阴交（足太阴脾经）、中脘、神阙、关元（任脉）、肺俞、脾俞、膏肓、肾俞（足太阳膀胱经）穴位补正气通经络治疗。并给予益气活血通络剂泡脚治疗。经治疗1周后，患者自述气喘困难较前改善，行走稍感轻松，舌苔黄厚腻较前好转。调整方药：黄精60g，生黄芪15g，炙黄芪15g，生白术15g，炒白术15g，白芷11g，天花粉15g，海螵蛸10g，制何首乌30g，桑寄生30g，炒杜仲30g，山茱萸20g，菟丝子30g，金樱子15g，韭菜子15g，沉香粉3g，瓜蒌皮30g，桑白皮15g，虎杖20g，川芎12g，路路通15g，生甘草10g，生薏苡仁30g。继续补益脾肾、祛风除湿、活血通络治疗。艾灸中脘、关元、三阴交、足三里、太溪、涌泉等，增强补脾肾之功。继续服药1周后，患者症状明显改善，表现在起床、行走、呼吸、脉象、舌苔等均有好转（图2-2）。出院后继续药物巩固治疗，定期复诊。

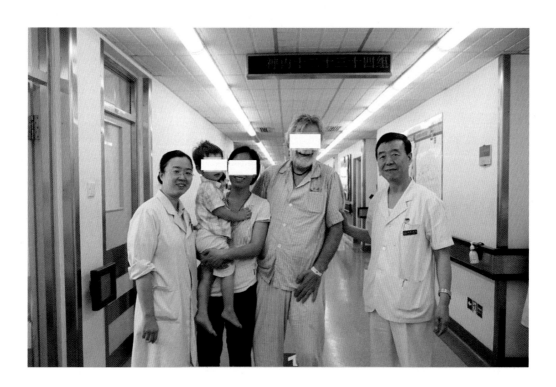

图2-2 经治医生与治疗后好转的美籍患者合影

三、诊疗思路分析

运动神经元疾病患者多为阳虚足弱，筋失其养，证属脾肾两虚。四肢失主，"作强"失能，故致痿证。若受寒湿侵袭日久。寒为阴邪，易袭阳位，肺为娇脏，居于阳位，肺气被抑，不得宣发，故气喘加重，湿性重浊黏滞，裹挟风寒伏于脏腑，导致脾肾阳虚、气虚血瘀，四肢失养而无力。脾主肉，脾虚故肌肉萎缩。以体现"治痿独取阳明"。予以健脾补肾治其根本，兼以祛邪。组方选用补中益气汤，方中大剂量黄芪可大补元气，促进血液循环，振奋精神，增强体力。元气充足，血液畅通，精津濡润，四肢得养，经络可通，肌肉可长，筋骨得养而作强；黄精、熟地黄、山茱萸、菟丝子、桑寄生滋阴益肾，填精补髓；升麻升阳举陷，与黄芪配伍，可提升下陷之中气；肉桂、沉香粉引火归原，温肾纳气；马钱子补气益中，通络祛痰；炙甘草能调和诸药，益气和中；服药7剂后，患者下肢无力症状好转，且无伤津化燥之象，同时监测其肝肾功能无异常，逐渐加大黄芪至120g，及马钱子至0.9g，继续以健脾益气、补肾通络治疗；且兼艾灸阳明太阴及任督二脉穴位，因其灸法是有上千年历史之史，有"灸治百病"之美誉，正如《灵枢·经脉》所言"陷下则灸之"，面对阳气虚弱不固，脾胃气虚不足，可通过灸任督二脉，取其沟通十二经气血，以补益奇经，流畅络气，且具有温经散寒、温通经络、活血逐痹、补湿助阳、消瘀散结以及防病保健的功效。现代研究表明灸法可以调整脏腑机能，促进新陈代谢，增强免疫功能。进一步机制研究发现，艾灸可以通过清除自由基，抗氧化损伤，增加肌肉神经组织的能源供应，纠正运动性内分泌失调，减少体内代谢产物的堆积而达到防治运动疲劳的效果。同时，再兼益气活血通络洗剂等浸泡下肢。诸法齐下，共奏良功。

第三节

线粒体脑肌病

线粒体脑肌病（mitochondrial encephalomyopathy，ME）是由于线粒体DNA（mitochondrial DNA，mt DNA）或核DNA（nucleus DNA，nDNA）异常所导致的线粒体功能异常的多系统疾病。

主要表现为运动后即感觉疲惫无力，休息后可明显减轻。该病通常可累及多个系统，临床症状表现较为多样，如癫痫、精神行为障碍、肢体瘫痪、肌阵挛、共济失调、听力障碍、运动不耐受及周围神经病等，目前报道的线粒体脑肌病亚型，包括线粒体脑肌病伴高乳酸血症和卒中样发作综合征（mitochondrial encephalomyopathy with lactic academia and stroke-like episodes，MELAS）、肌阵挛性癫痫伴破碎红纤维综合征（myoclonus epilepsy associated with ragged-red fibers，MERRF）等数十种。初诊时为易误诊为脑梗死、脑肿瘤、中枢神经系统感染疾病等，一般认为早期发现与积极治疗有助于患者预后情况。

迄今为止，该病的发病机制尚不明确，有研究者认为与氧化磷酸化脱偶联有关。临床可通过简化的线粒体疾病标准（MDC）将线粒体疾病与其他多系统疾病区分开来，以辅助进行早期诊断，有文献将血清乳酸异常增高列为临床诊断标准之一，但是决定性诊断依据仍为肌肉活检以及基因检测。

当前无针对性治疗方案，主要采用改善能量代谢、抗氧化剂、清除自由基、促进能量代谢等对症治疗，并认为早期治疗可改善预后。然而临床获益有限，尽管部分患者症状可缓解，但仍有部分患者症状反复发作。在此基础上，高利教授基于多年临床经验，采用中西医结合治疗的方法治疗过一例线粒体脑肌病患者并取得良好疗效。

一、辨证论治

中医古籍中并无ME及相关病名的记载，现代研究中多因其肌阵挛和意识障碍等症状表现，将其归为中医"痫证"范畴。ME临床表现多样，MERRF发病时以突然意识丧失，甚则仆倒，强直抽搐为主要症状，醒后如常人。基于长期临床观察及治疗，高利教授认为本病病机当责肝肾不足、湿热内蕴。以神机失用为本，风火痰瘀致病为标。正气不足，升降失司，湿热内生，煎熬阴精为痰，痰热夹惊，发为本病。

（一）肝与ME

《素问·通评虚实论》有云"癫疾厥狂，久逆之所生也"，诸邪从阳化火而风动，再者肾亏于下，无法制肝，肝阳上亢，而致虚风内扰，风动则肢体抽搐，可伴见皮肤麻木。同时肝性调达，与情志相关，肝失疏泄，加之痰、热、瘀等病理产物，气机不畅，则见情志失调。

（二）肾与ME

本病与先天禀赋不足密切相关，如《素问·大奇论》所云，"人生而有癫疾者……此得之在母腹中"，恐则精却，母体精气耗伤损及胎儿，故先天失养而损及肾。《素问·灵兰秘典论》曰"肾者，作强之官，伎巧出焉"，肾藏精，主骨髓，故而肾气足者，精盈髓足，精神健旺，精巧敏捷，同时筋骨强劲有力，肾亏精虚，则见腰酸骨弱，精神疲乏，动作迟缓。痫证患者或因先天不足，肾中精气不充，难以化生充养脑窍，故而神机失用；或因后天久病不愈，情志耗伤，诸虚劳损；或因跌仆撞击所致外伤，损及脑窍，均可导致痫证。

（三）毒与ME

《金匮要略心典》认为"毒者，邪气蕴结不解之谓"，毒邪可指内生病理产物，日久化毒，成为使人体脏腑受累的致病因素。《医宗入门》认为癫痫"本痰热挟惊"，先后天互促互助，先天不足，损及后天，则见脾失健运。正气亏损则气化无力，痰盛于内，阻塞督脉，肾中元气上荣被阻，则脑髓失养，同时痰蔽心窍，阻碍气机，影响心神功能，亦可发为痫证，伴见认知障碍。同时，本病亦可见血瘀，如《血证论》所云"一切不治之证，终以不善祛瘀之故"，瘀血与痰浊胶结而使气血瘀滞，发为本病。

（四）分期论治

ME不同时期可表现出不用症状，体现了中医证候随病程演变的特点。本例患者发作期主要症状为肢体抽搐、意识丧失，以邪实为主；缓解期以主要症状为乏力纳差，以正虚为主。发作期与缓解期交替出现，与月经周期相关。

发作期以邪实为主，可表现为意识丧失，肢体强直抽搐。治疗时根据患者体质及相关症状，以祛邪为主要治则。《医宗入门》认为癫痫治宜"调中补北泻东南"，"宜寒药清心、降火、化痰为主"，肝风内动，予天麻平肝息风，路路通、威灵仙祛风活络；肝火内盛，肝阳上扰，予白芍、钩藤等清肝平肝；热盛者，酌加黄芩等寒凉之品；湿盛者，予泽兰、佩兰芳香化湿，利水消肿。

缓解期正气亏虚较为明显，缓则致其本，责之先天不足，患者常表现为乏力，纳差，虽无精神及肢体症状，而毒邪犹存，用药亦需斟酌。肝肾阴虚，予生地黄、天冬、麦冬等滋补肝肾；脾失健运，予焦三仙、陈皮理气健脾，使后天得养以滋先天；若见血瘀热盛，可酌加黄芩、牡丹皮清热泻火，活血凉血。根据病情病程及患者体质，辨证用药，扶其所虚，固护其本，随症治之。

二、典型病例

患者郭某，女，39岁，因"间断头痛、视物不清1年，发作性肢体抽搐4月余"于2016年10月就诊于宣武医院。患者1年前月经期间出现全头部疼痛，伴视物不清，无发热及呕吐，当地医院头颅MRI示左侧枕部异常信号，腰穿脑脊液检查自述正常，按脑梗死治疗，症状完全缓解后出院。4个月前再次于月经期间出现全头痛，视物不清，恶心呕吐胃内容物，随后出现左侧肢体抽搐痉挛，继而意识不清，持续2~3分钟，后症状自行缓解，共发作2次，再次入住当地医院，头颅MRI示右侧枕部异常信号，予抗癫痫治疗无效，继予镇静、气管插管、呼吸机辅助呼吸治疗，病情缓解后出院，服丙戊酸钠控制癫痫。40天前行经期间癫痫发作，表现为意识丧失，口吐白沫，四肢抽搐（从左侧开始），头部偏向左侧，双眼向上凝视，发作间期意识无恢复，在当地医院检查头颅MRI示右侧枕顶、胼胝体、双侧小脑多发异常信号，脑电图示前额叶见尖波、尖慢波连续发作，给予丙戊酸钠、卡马西平抗癫痫，维生素营养神经、抗自由基，丁苯肽改善脑循环、保护线粒体等治疗，症状改善，具体病因未查明。11天前患者行经期间再次发作意识丧失、肢体抽搐2次，遂转入重症监护病房（NICU）住院治疗，住院期间完善脑电图、肌肉活检、基因等检查，予苯巴比妥钠、左乙拉西坦抗癫痫，丁苯肽改善循环，左卡尼丁、辅酶Q10改善能量代谢，维生素B_1、甲钴胺营养神经，二甲双胍、阿卡波糖降糖，并予化痰、抗感染等对症处理，患者病情缓解。

既往血糖偏高1年，血糖控制尚可，自述青霉素过敏。否认相关家族遗传病史。

入院查体：血压 110/70mmHg，神志清楚，构音不清，声音嘶哑，高级皮层功能正常，双侧瞳孔等大等圆，直径3mm，光反应灵敏，双眼水平细小眼震，四肢肌力Ⅴ级，肌张力正常，四肢腱反射减弱，双下肢病理征阴性。共济检查稳准。颈软无抵抗。

动态脑电图（2016-10，宣武医院）：异常脑电图，尖波、慢波多。乳酸波动于2.0~2.7mmol/L。

头颅MRI平扫＋弥散＋增强（2016-10，宣武医院）：脑内多发异常信号。

左肱二头肌肌肉活检（2016-10，宣武医院）：线粒体代谢异常（图2-3）。

肌电图：四肢轻度周围神经损害（感觉、运动纤维均受累）。

脑脊液检查大致正常。

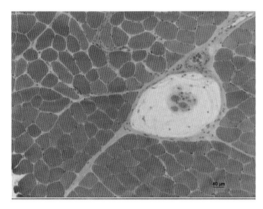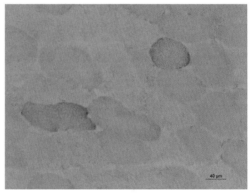

图2-3　左肱二头肌肌肉活检：线粒体代谢异常

入院后西医诊断为线粒体脑病、癫痫持续状态、线粒体肌病。予血栓通改善循环，依达拉奉抗自由基，左卡尼丁、维生素烟酸肌醇酯改善能量代谢，二甲双胍、阿卡波糖控制血糖，苯巴比妥钠、左乙拉西坦抗癫痫。

患者中年女性，神疲乏力，阵发肢体抽搐，纳差不欲食，舌淡有齿痕，苔白腻，脉沉弱略滑。在四诊合参的基础上，中医辨证为先天不足，脾虚湿蕴，为肾虚痰湿证，考虑患者神倦乏力，纳差不欲食，予院内制剂健胃醒脾方补益脾肾，健脾利湿。方以木香、白术健脾益气，海螵蛸、浙贝母清热散结，鸡内金健胃消食。在应用西医学治疗手段的同时，充分发挥中医药优势。

1周后患者食欲较前改善，诉口周、肢端麻木，无头痛、呕吐、发热及咳嗽，意识不清未复发，调整方药如下：菟丝子10g，桑寄生15g，路路通15g，威灵仙15g，天麻10g，焦山楂10g，焦神曲10g，焦麦芽10g，焦槟榔10g，陈皮10g，泽兰10g，佩兰10g，黄芩15g，牡丹皮10g。7剂，水煎服，日1剂，早晚各1次口服。

2周后，经过西药结合中医药辨证论治等综合干预，患者口周指端麻木缓解，肢体抽搐、意识不清未再发作，精神状况明显改善，颜面中部湿瘀斑明显消退，食欲改善，睡眠、二便正常。

三、诊疗思路分析

本例患者以阵发意识丧失，伴肢体抽搐为主要症状。动态脑电图示异常脑电图，尖波、慢波多，乳酸波动于2.0~2.7mmol/L，左肱二头肌肌肉活检示线粒体代谢异常，因此可诊断很可能为ME中的肌阵挛癫痫伴破碎红纤维综合征（MERRF）亚型。

高利教授结合中医辨证论治分析认为当属中医"痫证"范畴，与先天禀赋不足密切相关，脏腑功能不调而生痰热，气机不畅，升降失司，故而累及神明，神明失用而见情志失调。而正虚与邪实互为因果，故以脾肾不足为本，湿热内蕴为标。患者中年女性，神疲乏力，脾肾阴虚，故见纳差不欲食；肝风内扰，则见阵发肢体抽搐。舌淡有齿痕，苔白腻，脉沉弱略滑，四诊合参，辨证为先天不足，脾虚湿蕴，为"肾虚痰湿证"，治宜补益脾肾，健脾利湿。

予本院制剂健胃醒脾方以补益脾肾，健脾利湿。后根据患者病情及症状变化，调整方药，予菟丝子、桑寄生补肝肾，通经络；路路通、威灵仙祛风活络，利水通经；天麻平肝息风止痉；焦三仙、陈皮消积化滞，理气健脾；泽兰、佩兰芳香化湿，利水消肿；黄芩、牡丹皮清热泻火，活血凉血。此外，现代药理学研究证明，天麻水、醇提取物及不同制剂，均能使小鼠自发性活动明显减少，抑制或缩短实验性癫痫的发作时间，并可控制和调整免疫系统。牡丹皮具有解热作用，可抑制小鼠扭体反应及鼠尾压痛反应，大剂量牡丹皮酚作用部位在中脑网状结构和丘脑，可使小鼠翻正反射消失，能明显对抗惊厥反应。综合本例，脾肾同治，起到了健脾渗湿、补肾填精、化湿和中、舒筋活络的作用，体现出传统中药治疗与西医治疗相结合的优势。

本病属于线粒体代谢异常引起的多系统疾病，可同时侵犯中枢神经系统，过去认为本病较为罕见，但随着肌肉活检、超微结构观察等一系列生化检查的普及，本病的检出率有所提高。然而目前尚无针对性的西医治疗手段，既往临床研究证明，通过中药治疗治疗效果显著，《素问·长刺节论》有云"病初发岁一发，不治月一发，不治月四五发"，本病迁延难愈，易反复发作。

高利教授认为痫证的病机转化取决于正气的盛衰，发病初期，主要由于痰瘀阻窍，肝经风火内动，或痰火炽盛，以实证为主，病程日浅，正气尚足而易恢复；若病程日久，正气耗损，先后天受累，加以痰瘀胶固，病性表现为虚实交杂，治宜缓图。本例通过中西医联合治疗的方法，从补肾化痰的角度治疗，取得了良好的疗效，为临床此类少见病提供了新的诊疗思路。

第四节

重症肌无力

重症肌无力（myasthenia gravis，MG）是一种神经肌肉接头（neuromuscular junction，NMJ）处传递障碍的获得性自身免疫性疾病，以可察觉的肌肉无力和疲劳为特征，与乙酰胆碱受体、肌肉特异性激酶（MUSK）、脂蛋白相关蛋白4（LRP4）抗体、突触后膜中的凝集素等功能障碍相关。临床多采用改良Osserman分级，将重症肌无力分为：眼肌型（Ⅰ型）、全身型（Ⅱ型）、暴发型（Ⅲ型）、迁延型（Ⅳ型）、肌萎缩型（Ⅴ型）。其中眼肌型仅有眼外肌的受累，最突出表现为眼睑下垂及（或）眼外肌麻痹，可伴复视、瞳孔不受累。重症肌无力患者在免疫学上存在异质性，80%~90%的患者乙酰胆碱受体（AChR）抗体阳性，5%~8%为肌肉特异性酪氨酸激酶（MUSK）抗体阳性，其余部分患者为两者血清阴性。对于血清阴性患者，已报道了一些新抗体，如LRP4和cortactin。西医对此病的治疗以抗胆碱酯酶药为主，吡啶斯的明是最常用的药物，然而单独使用吡啶斯的明治疗通常不能完全控制临床症状，且吡啶斯的明对抗MuSK

抗体阳性患者的疗效通常为部分性。如果对治疗有抵抗力或普遍风险很高，则予糖皮质激素维持治疗作为补充，常选泼尼松。此外还有其他治疗方式，如免疫调节治疗（如静脉滴注免疫球蛋白）、免疫抑制剂和胸腺切除术或放射。目前新兴疗法有皮下免疫球蛋白（SCIG）和依库丽单抗，SCIG 的疗效与 IVIG 相似但尚需临床评估，依库丽单抗已被批准用于难治性 MG 患者，但其价格极其昂贵（每年至少 354 万元）。

重症肌无力患者一般需接受长期治疗，现行药物治疗在长期使用中可能产生疗效递减，伴发不良反应的现象，且存在异质性，而血浆置换、胸腺切除术、依库丽单抗等治疗手段则存在价格高昂、风险较高的缺陷。因此中医在本病的治疗上具有一定优势。

一、辨证论治

重症肌无力在中医中属于"痿证"范畴，一般包括全身型及延髓型，当出现重症肌无力危象时则属"大气下陷"范围。《素问识·痿论篇》言："痿者，四肢委弱，举动不能，如委弃不用之意。"故四肢痿弱无力为痿证。其中眼肌型肌无力则相当于"上胞下垂""睢目""侵风""睑废"。《诸病源候论》描述其症状："其皮缓纵，垂覆于目，则不能开，世呼为睢目，亦名侵风。"《目经大成》记载"睑废"："此症视目内如常，自觉亦无羔，只上下左右两睑，日夜长闭而不能开，攀开而不能眨，理有不解。尝见患者，一行一动，以手拈起眼皮方能视。"这些症状描述都与眼肌型肌无力具有很高的相似性。

《素问·痿证》认为"五脏使人痿"，其中"肺热叶焦""心气热""肝气热""脾气热""肾气热"可对应产生"痿躄""脉痿""筋痿""肉痿""骨痿"。其病因则分别为"有所失亡，所求不得""悲哀太甚""思想无穷，所愿不得，意淫于外，入房太甚""有渐于湿""有所远行劳倦，逢大热"。说明情志不舒，焦虑太过，房劳远行，外感湿邪，均会导致痿证的出现。金元时期，《儒门事亲》认为"痿病无寒"，不可"风痿混同"。明清时期，《景岳全书》认为痿证中"精虚不能灌溉""血虚不能营养"不在少数，不可通以火论，说明痿证病因病机复杂，不可一概而论，临床自当审证辨因，灵机法活。

但总体而言，痿证病变部位主要在筋脉肌肉，内因责之五脏虚损，外因可因外感温邪、情志郁热、感湿化热，表现出虚与热两大倾向，同时可兼夹痰、瘀、湿等病理产物的生成，而呈现出虚实夹杂的复杂病机。

高利教授认为，整体来说，重症肌无力的临床表现主要体现在两方面："虚"和"损"。《素问·痿证》提出的基本治疗原则为"治痿独取阳明"，且认为"脾主身之肌肉"。历代医家多遵此法而从脾胃论治，脾胃为后天之本，仓廪之官。如若先天不足，本是脾胃虚弱体质，加之平素饮食不节，过食肥甘厚腻辛辣食物；或因情志不畅，忧思伤脾，郁怒伤肝；或由久病体虚，直接或间接损伤脾胃。脾胃日渐受损，水谷饮食则不能化生精微，气血化生无源，五脏六腑、四肢百窍由此得不到水谷精微物质濡养，故可见四肢无力、全身乏力甚或肌肉萎缩，发为痿证。从重症肌无力的病机"脾胃虚损"出发，脾胃虚损可直接影响心、肺、肝、肾四脏，正如《古今医统大全》所云："脾胃既虚则十二经之邪不一而出。"而心肺肾肝损伤也可反过来影响脾胃，形成相互影响、错综复杂的多维联系。从临床观察发现，重症肌无力患者的病情复杂，且多在机体免疫机制紊乱情况下继发本病，除外重症肌无力的特征性表现，尚可因五脏功能失司而现诸症，如咀嚼困难、吞咽困难、饮水呛咳及声音嘶哑、呼吸困难、皮肤黏膜发绀等，《临证指南医案》亦提出本病为"肝肾肺胃四经之病"。

高利教授治疗重症肌无力常常以"补脾益气，平衡阴阳"为核心着眼点，并将痿证总结为四肢无力、上睑下垂、复视、发音障碍、舌软痿、呼吸困难、咀嚼困难、咽嗌不利、头倾九大症。对于四肢无力者，《素问·太阴阳明论》有云"四支皆禀气于胃……今脾病不能为胃行其津液，四支不得禀水谷气，气日以衰，脉道不利，筋骨肌肉，皆无气以生，故不用焉"，故兼以健脾输津之法；对于上睑下垂为主者，盖睑胞为"肉轮"，脾胃所司，非升提不举，故兼以健运升提为法；对于复视者，肾藏精而注于目，《灵枢·大惑论》云"邪其精，其精中不相比也，则精散则视歧，视歧则见两物也"，故兼以补肾填精之法；对于发音障碍、呼吸困难、舌软痿、咀嚼困难、咽嗌不利等舌、咽、喉、呼吸肌痿软者，其皆居五脏之上，其位虽在方寸之地，却为饮食气息出入之门户，上通天气下接地气，故后天之源不断，脏腑则安，故兼以升清降浊之法；对于头倾，即抬头困难者，头者精明之府，五脏六腑之精气皆上升于头，又脑为髓之海，肾主骨生髓，脾虚水谷之气不能资肾生髓，则天柱倒塌，升精输髓之路阻而见头倾抬举不能，故兼以补肾生髓之法。

本病除了自身存在异质性而可出现复杂表现，常易与其他疾病混淆外，临床还存在合并其他疾病的可能，故临床欲明确诊断较为棘手。高利教授认为，中西医结合诊疗重症肌无力时，应当从繁入简，即在诊断方面务必做到全面精细，而在治疗上则应适当化繁为简抓取核心病机，必要时可"舍病从证""舍脏从素"，即不能明确诊断疾病时，西医予以对症治疗，中医予以辨证治疗；不能明确五脏中何脏受损为主或者病损累及多脏腑，则以病理要素入手，注重气血津液的调理，协调整体阴阳平衡。

二、典型病例

患者丁某，女，81岁，主因"左上眼睑下垂38天，右上眼睑下垂23天"于2018年11月收入我院。患者入院16天前无明显诱因出现左上眼睑下垂，当时尚能视物，无发热、头痛、复视等，未予诊治。14天前晨起即感左上眼睑不能抬起，用手抬起后1~2秒即闭合，无肢体无力、无复视、无头痛、头晕、无晨轻暮重，仍未予诊治。12天前外院查头颅CT提示双侧基底节区腔隙性脑梗死、脑萎缩、脑白质变性，眼科门诊予腺苷钴胺1.5mg局部穴位注射一次。入院9天前开始每日行针灸+腺苷钴胺1.5mg局部穴位注射，共治疗7天，效果不佳。入院前一天开始出现右上眼睑略微下垂。

入院查体：生命体征平稳，神清，语利，高级皮层功能正常，双侧瞳孔等大等圆，直径约4mm，对光反射灵敏，左上眼睑下垂无法上抬，右眼睑略微下垂，左眼上视、下视不能，右眼裂变小，约6mm，右眼内收不充分，其余眼动充分。颈软，无抵抗，低头、抬头、转颈力量可，四肢肌力肌张力正常，双上肢腱反射（++），双下肢腱反射未引出，双侧Babinski征（-），深浅感觉及共济检查正常。

血液相关化验（2018-11）：血常规五分类：单核细胞百分率9.0%↑，红细胞平均体积95.5fL↑，平均红细胞血红蛋白含量31.6pg↑；生化全项：同型半胱氨酸：白/球比例1.26↓，高密度脂蛋白2.06mmol/L↑，载脂蛋白-A1 1.76g/L↑；凝血功能：血浆D-二聚体1.18μg/mL↑；蛋白C 58.00%↓，蛋白S 78.00%；甲状腺功能全项：甲状腺球蛋白抗体14.50IU/mL↑；维生素B_{12}＞1500pg/mL；风湿三项-免疫五项：免疫球蛋白G 17.10g/L↑；尿常规、糖化血红蛋白、血沉、超敏C反应蛋白、肿瘤全项、抗心磷脂抗体、抗中性粒细胞胞浆抗体谱、抗核抗体谱未见异常。神经肌肉疾病检测四项：ELISA法（2018-11-26）：MuSK.Ab < 0.01U/mL，RyR.Ab（-），AchR.Ab 4.2nmol/L ↑（< 0.45），Titin-Ab/ Titin-Ab（-）。

脑脊液相关化验（2018-11）：大致正常。

头颅MRI平扫+冠薄扫+DWI（2018-11）：双侧基底节区腔隙性脑梗死；脑内多发缺血灶；脑白质变性；双侧海马萎缩，脑萎缩；右侧上颌窦炎。

颅底MRI平扫+冠扫+增强（2018-11）：颅底未见异常改变；双侧基底节区腔隙性脑梗死；双侧海马萎缩，脑萎缩；右侧上颌窦炎。

头颈CTA（2018-11）：头颈动脉硬化；右侧椎动脉起始段管腔中度狭窄；双侧大脑前动脉A3段多发中度-重度狭窄；左侧大脑后动脉P2段中度狭窄。

肌电图检查（2018-11）：重复电刺激（RNS）：左面、右副、右尺神经低频（3、5）Hz及右尺神经高频30Hz 300次波幅均未见递增递减现象（图2-4）。

新斯的明试验：1.3mg 改善率0%（图2-5）。

甲状腺超声检查（2018-11）：甲状腺弥漫性病变；甲状腺多发结节；左侧颈部多发淋巴结可见；胸部CT平扫+加强（2018-12）：胸腺区多发点状软组织密度影，考虑胸腺增生；右肺陈旧性病变，并邻近胸膜局限性肥厚；动脉硬化表现；双侧甲状腺及胰腺可见钙化；肝胆胰脾肾超声检查（2018-11）：轻度脂肪肝；心电图大致正常。

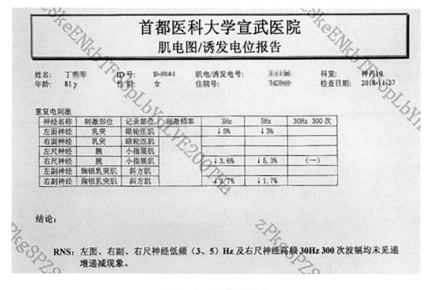

图2-4 肌电图检查

新斯的明实验：新斯的明1.3mg(体重67kg)						
平视正前方时上睑遮挡角膜水平，以时钟位记录（左眼）						
用药前	10分钟	20分钟	30分钟	40分钟	50分钟	60分钟
4分	4分	4分	4分	4分	4分	4分
平视正前方时上睑遮挡角膜水平，以时钟位记录（右眼）						
用药前	10分钟	20分钟	30分钟	40分钟	50分钟	60分钟
1分		1分 1分	1分	1分	1分	1分
持续睁眼向上注视，出现眼睑下垂的时间，以遮挡角膜9-3点为标准（左眼）						
用药前	10分钟	20分钟	30分钟	40分钟	50分钟	60分钟
0分	0分	0分	0分	0分	0分	0分
持续睁眼向上注视，出现眼睑下垂的时间，以遮挡角膜9-3点为标准（右眼）						
用药前	10分钟	20分钟	30分钟	40分钟	50分钟	60分钟
4分	4分	4分	4分	4分	4分	4分
向左右侧注视，同侧眼外展+内收露白毫米数之和（左眼）						
用药前	10分钟	20分钟	30分钟	40分钟	50分钟	60分钟
0分	0分	0分	0分	0分	0分	0分
向左右侧注视，同侧眼外展+内收露白毫米数之和（右眼）						
用药前	10分钟	20分钟	30分钟	40分钟	50分钟	60分钟
1分	1分	1分	1分	1分	1分	1分

图2-5　新斯的明实验

入院后，高利教授初步判断，该患者定性诊断为眼神经麻痹，原因不明，考虑血管压迫可能性大，患者既往无特殊病变，病变部位为双侧动眼神经，重症肌无力可能性最大，但应与Lambert-Eaton综合征、后交通动脉瘤及其他颅内动脉瘤、糖尿病性动脉硬化相鉴别，后经胸部CT、头颅、颅底MRI、血糖及糖化血红蛋白测定等检查后均予排除。患者入院时头颅MRI提示双侧基底节区腔隙性脑梗死、脑内多发缺血灶，予前列地尔改善微循环、银杏叶提取物改善脑循环。高利教授结合患者诸症及黄白苔、舌暗红、舌下静脉紫暗超2/3等中医四诊结果，辨证为痰热证，处方以痰火方加减以清热涤痰，解毒化瘀为法，方药组成如下：生大黄3g，黄连5g，姜半夏9g，淡竹叶10g，连翘10g，半枝莲10g。水煎服，每日1/2剂，早晚各1次温服。

上方服3剂后，未观察到患者出现头晕、头疼、言语不利、肢体无力等腔梗表现，其余症状无明显变化，但患者诉情志不舒，两胁胀痛，乃以疏肝理气，健脾养血为法，调整中药处方如下：柴胡9g，黄芩6g，杭菊花10g，薄荷6g，牡丹皮15g，赤芍15g，生黄芪10g，炙甘草15g，升麻6g，麸炒枳实10g，白芷10g，川芎10g。此方5剂，水煎服，日1剂，早晚各1次温服。

上方5剂服尽，诸症向安，唯独眼部症状改善不明显，左上眼睑下垂无法上抬，右上眼睑略微下垂，左眼上视、下视不能。高利教授认为，该重症肌无力患者的表现在中医中当属脾气亏虚，升清不能，一则升提无力气血不能上荣，二则清气不升痰浊阻络，呈现虚实夹杂之象。其中，该患者额纹多、面色土黄为脾虚的支持点，苔黄白、厚，脉滑为痰浊阻络的支持点，故以补脾益气、升清降浊、祛痰通络为法，具体用药如下：生黄芪30g，麸炒白术30g，党参15g，柴胡9g，当归20g，升麻6g，丝瓜络15g，赤芍15g，醋三棱9g，制何首乌12g，防风10g，白芷10g。5剂，水煎服，日1剂，早晚各1次温服。

5剂服尽，患者左上眼睑下垂晨起已可大幅度上抬，右上眼睑可微微上抬，左眼可微微上视、下视，效不更方，继以原方14剂。

三、诊疗思路分析

该患者以重症肌无力考虑入院，但入院检查头颅MRI提示双侧基底节区腔隙性脑梗死、脑内多发缺血灶，故先高利教授先予改善微循环、改善脑循环治疗，而后加溴吡斯的明60mg口服，1日2次，治疗重症肌无力。此为"急则治其标，缓则治其本"的中医思维在诊治西医疾病中的具体体现，也是中西医结合的优势所在。高利教授在面对临床问题时，始终关注主要矛盾所在，在病情有迅速发展的危急之际，必须先控制症状进展，确保患者安全；待病情和缓时，则要致力于治疗根本病机，力求"治病求本"，从根本上解决患者的疾患。

中医方面，高利教授认为该重症肌无力患者的表现当属脾气亏虚，升清不能，一则升提无力气血不能上荣，二则清气不升痰浊阻络，呈现虚实夹杂之象。虽然重症肌无力一般以"脾胃虚损"为基本病机，然而当下结合四诊所得，以痰热证表现为标。脾为生痰之源，患者又有"脾胃虚损"之根底，故易因虚生痰，痰湿浸淫经脉，营卫运行所阻，郁遏生热，而致痰热胶结，脉络不通。盖以"急则治其标，缓者治其本"为治疗思维，当先清热涤痰，解毒化瘀，是攘寇祛邪之意，高利教授投以痰火方开路，方中黄连、大黄同为君药清热解毒，黄连善走心经偏清气分之热而兼散结燥湿，大黄入大肠经偏清血分之热而兼荡涤肠胃，此气血同调之法，热气得宣，无形之邪散之于外，血热得下，有形之邪泄之于下。胆南星、连翘配伍为臣清热涤痰，匡君之不逮，调理气机，斡旋阴阳。

高利教授此法乃去危之既有，虑险之未成也。待痰热得清，则无瘀浊阻络之弊。复诊见患者脾胃虚损，转枢机不利，气不周流而致肝气不舒。故高利教授易方药以疏肝理气，健脾养血为法，以柴胡、黄芩、薄荷、枳实疏肝理气，开通气机，理气还在补益之先，若枢机不利，则徒补无功反易郁遏生热，而见虚不受补之象。

三诊、四诊之时，有形之邪已清，无形气机已调，可专补益。睑胞为"肉轮"，脾胃所司，中气虚则缓纵重复，治当补中益气，非此不举。然则补法亦有讲究，重症肌无力之脾胃虚损由来已久，并非暴受邪损正气亡失，故当缓图。且脾胃虚损为根，必易酿湿生痰，浸淫筋脉。故以益气养血，祛痰通络为长久之计，以生黄芪、党参、当归等益气养血，他药共奏祛痰通络之功。七分补，三分清，缓固脾胃，同时兼清痰湿，祛除筋脉血络之浊。

本例通过中西医结合治疗的方式取得了良好的疗效，充分体现了中医辨证与西医辨病结合后的优势，为临床治疗此类疾病提供了诊疗思路。

周围神经病诊疗思路与临证实录

第一节
遗传性痉挛性截瘫

遗传性痉挛性截瘫是一种遗传性进行性神经退行性疾病，其特征是进行性肌肉无力、张力增加和下肢痉挛，导致步态障碍的临床综合征。到目前为止，已有超过80个不同的遗传位点与遗传性痉挛性截瘫相关。遗传性痉挛性截瘫4型（SPG4）是导致遗传性痉挛性截瘫最常见的类型，其致病基因为SPAST。此病按照其临床表现可分为单纯型和复杂型两种类型。

遗传性痉挛性截瘫的机制尚不清楚，其中星形胶质细胞的脂质生物合成和脂滴的形成受损，干扰了胆固醇从胶质细胞到皮质投射神经元的转运，导致神经元轴突变性，可能是原因之一。董恩霖等人研究发现线粒体和自噬功能障碍参与了遗传性痉挛性截瘫，有望成为潜在治疗靶点。

目前尚无有效的方法治疗或延缓该种疾病的发生及进展，只能对症使用苯海索、左旋多巴、巴氯芬、乙哌立松、地西泮等药物，但对症治疗不能延缓病程的发生发展。有研究者对15例单纯遗传性痉挛性截瘫患者注射A型肉毒毒素，结果发现A型肉毒毒素治疗降低了肌张力，同时保持了肌力。另一项研究同样表明，A型肉毒毒素和物理疗法联合治疗可以改善肌肉张力、步态速度，降低痉挛性截瘫评分。Gautam Wali等人发现埃博霉素D和诺司卡品，可以改善与SPAST相关的痉挛性截瘫患者轴突中微管依赖的过氧化物酶体的轴突运输，并保护它们免受氧化应激的影响，可能成为治疗与SPAST相关的痉挛性截瘫的重要环节。

高利教授根据遗传性痉挛性截瘫的病理生理、临床特征，认为遗传性痉挛性截瘫总属本虚标实，肝肾亏虚为本，痰浊、瘀血为标。高利教授以补益肝肾、化痰逐瘀为大法治疗遗传性痉挛性截瘫，在一定程度上改善了患者部分症状，临床经验值得推广与探讨。

一、辨证论治

中医无遗传性痉挛性截瘫的病名，根据临床表现，应归"筋急"范畴。高利教授认为此病的病机以肝肾亏虚为本，痰浊、瘀血阻滞经络为标。

（一）肝肾亏虚为本

筋急为筋脉拘急失柔，以致肢体屈伸不利，多由风寒侵袭筋脉，或津血虚耗、筋脉失养所致，亦可因肝热筋伤引起。高利教授认为遗传性痉挛性截瘫的发生与外邪无关，系素体肝肾亏虚、气血不足导致筋脉失养所致。若素体肾气亏虚，肾虚髓涸，则筋脉失养，挛缩而急。《素问·阴阳应象大论》曰："肾生骨髓，髓生肝。"肝肾同源，肝阴和肾阴相互滋养，肾阴、肾精不足则肝阴、肝血化生受到影响。由于肝主筋，肝阴、肝血亏虚，筋膜失养，则产生肢体无力、束紧感。正如仲景云：血虚则筋急。因血虚不能荣筋，津液不能濡养筋肉，致筋肉惕惕而跳，出现肌肉酸痛。

（二）痰浊、瘀血阻滞经络为标

高利教授认为痰浊、瘀血为病理产物，病理产物又反过来进一步对人体造成伤害。肾气主司和调节全身水液，《景岳全书·杂证谟》曰："五脏之病，虽俱能生痰，然无不由乎脾肾，盖脾主湿，湿动则为痰；肾主水，水泛亦为痰；故痰之化，无不在脾，而痰之本，无不在肾。"若肾虚导致机体蒸腾气化无力，不能运化水湿，水湿输布异常，聚集产生痰浊，再者，肾阳可以温煦脾土，脾阳根于肾阳，肾阳虚衰，不能温养脾阳，脾阳虚则不能运化水湿，聚为痰浊，痰浊滞留筋肉、四肢，痹阻经脉，影响气血运行，筋脉失于濡养，则会出现肢体无力、束紧感。若肾气虚，无力推动血液于脉管中运行，导致血运滞涩、不畅容易形成瘀血，或气虚血少，血行缓滞而致瘀。

高利教授认为遗传性痉挛性截瘫的病位在肝肾–脑轴，可累及脾胃、心等脏，病机复杂，本虚标实、痰浊、瘀血多种病理因素混杂，治疗上应根据患者的状态与疾病所处阶段，把握补益肝肾与化痰逐瘀的侧重点。此病化痰应该以健脾化痰、理气化痰为主，推荐使用陈皮、枳壳、木香等，慎用猪苓、车前子等利湿化痰，恐利湿伤阴。逐瘀之法以行气化瘀、活血化瘀为主，推荐使用川芎、当归、片姜黄，慎用三棱、莪术等破血逐瘀药，以免祛邪而伤正。最后还要将舒筋通络法贯穿病程始终，因此病之根本在于肝肾亏虚，故以辛温通络法、活血通络法、益气通络法为主，推荐使用路路通、丝瓜络、独活、鸡血藤等，慎用防己等苦寒通络之品，为防止过于辛燥伤阴，可适当辅以清热生津或益气生津的药物如太子参、西洋参、石斛、生地黄等。另外，高利教授善于使用虫类药如蜈蚣、全蝎、乌梢蛇等舒筋通络，此三者属辛燥之品，有毒，使用时需配伍甘草、白芍、熟地黄等药物滋阴、甘缓以减毒、制约其辛燥。现代药理表明全蝎、蜈蚣具有明显的抗血栓形成的作用，虫类药物可能通过其活血通络作用使瘀血消散，筋脉得以濡养，魏有东等人对蝮蛇神经毒素进行化学修饰后将其腹腔注射给小鼠，发现能降低小鼠肌张力。

二、典型病例

患者，郭某，男性，34岁，2014年6月20日因"左踝间断紧束感3年，左下肢无力1年，加重半年余"入院。患者3年前无明显诱因出现左踝紧束感，症状持续8~9个月后自行缓解。1年前患者又出现左踝紧束感且较前加重，紧束感平面缓慢上升，伴左下肢轻微力弱，日常生活不受影响。半年前左下肢紧束感平面上升至膝关节处，无力加重，左侧抬腿困难，上楼梯时明显。于多家医院就诊，均未明确诊断，1个月前，患者左下肢无力较前加重，自觉左下肢有肌肉萎缩及肉跳，左腕及左前臂出现紧束感。半月前逐渐出现右腕及右踝紧束不适感。

查体：神清语利，高级皮层功能检查未见异常，颅神经检查无异常。左下肢肌容积较右侧萎缩（左大腿膝上10cm、周径38.5cm，右大腿膝上10cm、周径43cm，左小腿膝下10cm、周径33.5cm，右小腿膝下10cm、周径34.5cm）。左下肢肌力Ⅳ级，左踝背屈、跖屈Ⅳ级，左踝内翻、外翻Ⅳ级，双上肢及右下肢肌力正常，四肢肌张力正常。左肱二头肌反射（++），左侧桡骨膜反射（++），右肱二头肌反射（+），右侧桡骨膜反射（+），左膝反射（+），右侧膝腱反射（+++），腹壁反射未引出。左侧Babinski征阳性，右侧Babinski征阳性，右侧掌颌反射阳性，髌阵挛未引出，左侧踝阵挛（+）。深浅感觉检查未见异常，指鼻试验、跟膝胫试验、轮替动作均正常。脑膜刺激征阴性。

辅助检查：抗中性粒细胞胞浆抗体谱、肿瘤标志物、抗心磷脂抗体、抗核抗体谱、乙肝、艾滋、梅毒等检查均未见明显异常。脑脊液常规、新型隐球菌、抗酸染色、革兰染色、TORCH10项、MBP、OB、24小时IgG、AQP4、GM1抗体等检查均为阴性。肌电图示左下肢神经源性损害。视觉诱发电位：双侧P100潜伏期及波形未见异常。完善相关基因检查确诊为遗传性痉挛性截瘫（图3-1）。入院时症见：左下肢无力，双踝及双腕有紧束感，周身乏力肌肉酸痛，左下肢及左侧背部肌肉偶有肉跳，时有胸闷，精神焦虑，进食可，睡眠差，二便可，自诉性功能正常。近一年来较前消瘦7~8斤。舌暗红，有瘀斑，苔薄白，脉沉细无力。

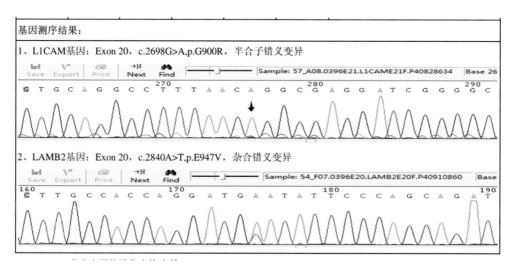

图3-1　LICAM基因、LAMB2错义基因错义变异

西医诊断：遗传性痉挛性截瘫。

中医诊断：筋急。

中医辨证：肝肾亏虚，痰瘀阻络证。

治法：补益肝肾，化痰逐瘀。

方药：予独活寄生汤加减。独活9g，羌活6g，片姜黄6g，杜仲10g，威灵仙10g，秦艽9g，当归12g，川芎10g，茯苓30g，川牛膝15g，太子参30g，肉苁蓉15g，山萸肉15g，伸筋草30g，蜈蚣3条，丝瓜络30g。14剂，水煎服，日1剂，早晚各1次温服。搭配中成药血府逐瘀胶囊口服。

2014年6月26日二诊：左下肢无力加重，双踝及双腕有紧束感，左下肢及左侧背部肌肉偶有肉跳，周身乏力酸痛，胸闷发作次数减少，情绪焦虑，恶寒怕冷，进食可，睡眠差，二便可。舌暗红，有瘀斑，苔薄白，脉沉细。在上方基础上加白芍8g，熟地黄15g，人参3g，白术10g，茯苓8g，黄芪15g，木香9g，远志10g，龙眼肉10g，酸枣仁20g，甘草5g。14剂，水煎服，日1剂，早晚各1次温服。搭配中成药右归丸口服。

2014年7月3日三诊：患者症状同前。上方继续服用，予大活络丸益气活血通络。组成：蕲蛇、草乌、豹骨、牛黄、乌梢蛇、天麻、熟大黄、麝香、血竭、熟地黄、天南星、水牛角、全蝎、龟甲等。

三、诊疗思路分析

此病在中医上归属于应归"筋急"范畴。辨证：肝肾亏虚、痰瘀阻络证。患者素体先天禀赋不足，肾气亏虚，累及肾阳，阳损及阴，肾阴不足，加之肝肾同源，以致肝阴不足，肝肾阴虚，则不能濡养筋脉，出现肢体的僵硬、紧束感、屈伸不利、肢体无力等临床表现。肝肾亏虚日久，耗伤气血，血不荣筋，出现肉跳、肌肉酸痛之证。肾虚运化水湿无力，水湿输布异常，聚生痰浊，或无力运行血液，导致血运不畅形成瘀血，痰浊、瘀血痹阻经脉，筋脉失于濡养，加重肢体无力等症状，痰浊瘀血痹阻心脉，则出现胸闷。最后，痰浊、瘀血等病理产物在体内聚集，日久化火，或阴虚生火，虚火上炎，扰动心神，以致患者精神焦虑，睡眠不安。患者舌暗红，有瘀斑，均为瘀血阻络之象。方中重用肉苁蓉、山萸肉、牛膝、杜仲补益肝肾，强壮筋骨。《本草新编》记载："羌活，味苦，气平而温，升也，阳也……利周身骨节之痛。""秦艽，养血荣筋，通利四肢，能止诸痛……"故使用伸筋草、丝瓜络、威灵仙、独活、羌活、秦艽、蜈蚣等化湿，舒筋活络。当归活血养血，并防止舒筋活络药物之辛燥伤津，使血液黏稠、运行不畅形成瘀血。患者主要症状出现在下肢，故搭配牛膝引血下行，使气血下达足膝。《丹溪心法》记载："善治痰者，不治痰而治气，气顺则一身之津液亦随气而顺矣。"且气行则血行，血行则瘀血自消，所以行气有助于痰浊、瘀血等病理产物排出体外，故方中使用川芎、片姜黄活血行气。太子参性平而微寒，又能益气生津制约威灵仙、独活、羌活等药物之辛燥，茯苓味甘淡性平，有健脾利水渗湿之功效，故方中配伍茯苓健脾渗湿以化痰。最后搭配血府逐瘀胶囊口服加强活血祛瘀之力，诸药合用，共奏补益肝肾、化痰逐瘀之功。二诊：辨证同前，在上方基础上加熟地黄、白芍补血养血敛阴，制约独活、羌活、威灵仙等舒筋活络药物之辛燥，使燥湿相宜，无助火之忧。芍药、甘草合用，益气敛阴、和营缓急，减轻束紧感症状。患者左下肢无力加重，考虑与脾胃虚弱有关，《医宗必读·痿》曰："阳明者胃也，主纳水谷，化精微以资养表里，故为五脏六腑之海，而下润宗筋……主束骨而利机关。""阳明虚则血气少，不能润养宗筋，故弛纵，宗筋纵则带脉不能收引，故足痿不用。"故方中使用白术、茯苓、黄芪益气健脾，脾胃运化良好，运化水谷精微，生精养血，才能滋养筋肉。加人参以补元气，加木香行一身之气，达到补而不滞的效果，加远志、龙眼肉、酸枣仁以安神助眠。患者胸闷发作次数减少，分析体内痰浊、瘀血病理产物减少，加之患者恶寒怕冷，脉沉细，乃肾阳虚之象，故将血府逐瘀胶囊改为右归丸温补肾阳。三诊：患者症状无明显变化，上方继续服用，加用大活络丸除湿豁痰，舒筋活络。

总之，高利教授认为遗传性痉挛性截瘫的病位在肝肾-脑轴，可累及脾胃、心等脏，病机复杂，本虚标实、痰浊、瘀血多种病理因素混杂，治疗上应根据患者的状态与疾病所处阶段，把握补益肝肾与化痰逐瘀的侧重点。此病化痰应该以健脾化痰、理气化痰为主，推荐使用陈皮、枳壳、木香等，慎用猪苓、车前子等利湿化痰，恐利湿伤阴。逐瘀之法以行气化瘀，活血化瘀为主，推荐使用川芎、当归、片姜黄，慎用三棱、莪术等破血逐瘀药，以免祛邪而伤正。最后还要将舒筋通络法贯穿病程始终，因此病之根本在于肝肾亏虚，故以辛温通络法、活血通络法、益气通络法为主，推荐使用路路通、丝瓜络、独活、鸡血藤等，慎用防己等苦寒通络之品，为防止过于辛燥伤阴，可适当辅以清热生津或益气生津的药物如太子参、西洋参、石斛、生地黄等。另外，高利教授善于使用虫类药如蜈蚣、全蝎、乌梢蛇等舒筋通络，此二者属辛燥之品，有毒，使用时需配伍甘草、白芍、熟地黄等药物滋阴、甘缓以减毒、制约其辛燥。

第二节
IgG4 相关性周围神经病

IgG4-RD 是一类累及多器官的罕见的、全身性、炎症性自身免疫病，可累及诸多系统，如眼、腮腺、耳、鼻、咽喉、甲状腺、肺脏、肾脏、胰腺、神经系统等，其特征是血清 IgG4 浓度升高（>135mg/dL），组织纤维化和 IgG4 阳性浆细胞的淋巴细胞浸润。此病临床表现复杂多样，表现为单个或多个器官肿胀，包括胰腺、胆管、唾液腺、腹膜后、鼻窦和眼眶，神经系统受累可出现头痛、脑神经损害、小脑性共济失调、硬脑膜增厚、垂体炎、周围神经病等。

IgG4 相关性周围神经病较为少见，Masayoshi Fujii 等人报道了 1 例 IgG4 相关疾病，广泛累及周围神经，合并有高丙种球蛋白血症、高蛋白血症、高 IgG 和 IgG4 水平、嗜酸性粒细胞增多、硬化性胆管炎和腹膜后纤维化。Ken Ohyama 等人报道了 1 例 IgG4 相关神经病，表现为感觉运动神经病，伴有四肢皮肤疼痛和硬化，口服强的松龙治疗非常有效。我们在此报告一例罕见的 IgG4-RD 相关周围神经病病例。

IgG4-RD 的机制尚不清楚，调节性 T 细胞和调节性 B 细胞似乎在 IgG4-RD 的发病机制中起着至关重要的作用，Th2 和调节性免疫反应可能促进 B 细胞产生 IgG4，巨噬细胞在诱导 IgG4 产生中起到重要作用，尤其是 M2 巨噬细胞，另外，TLRS 介导的先天免疫反应可能在 IgG4 相关疾病的发生发展中起一定作用。Noriko Ishiguro 等人的研究发现表达 TLR-7 的 M2 巨噬细胞可能通过分泌 IL-33 促进 IgG4-RD 的 Th2 免疫应答。另外 M2 巨噬细胞被 Th2 细胞因子激活，并通过产生促纤维化因子（CCL18、IL-10 和 IL-13）来促进纤维化。IgG4 相关周围神经病的发病机制可能与炎症细胞浸润导致血管闭塞或纤维化导致血管收缩有关。

IgG4相关疾病的一线治疗药物是糖皮质激素，此病对激素治疗敏感，但并不是所有的患者都能获得缓解，并且此病容易复发，纪宗斐等人的一项中国长期单中心队列研究提示血清可溶性白细胞介素-2受体和肿瘤坏死因子-α水平升高可能是难治性和复发性IgG4-RD的重要危险因素。二线治疗是化疗免疫抑制剂，如甲氨蝶呤、硫唑嘌呤等，其他药物有利妥昔单抗，常见的不良反应包括感染风险增加和免疫缺陷。最新发现，Dupilumab是一种作用于白细胞介素4（IL-4）受体α的单克隆抗体，有人用Dupilumab治疗IgG4相关疾病，可以显著改善腹膜后纤维化。巴利西尼（JAK1/2抑制剂）可抑制浆细胞样树突状细胞产生I型干扰素，包括IL-6的产生和B细胞向浆母细胞的分化，可能是治疗IgG4-RD的理想候选药物。

目前国内尚没有IgG4相关性疾病引起的周围神经病变的报道。高利教授从事中西医结合神经内科临床工作多年，在治疗神经内科方面积累了丰富的经验，本文描述1例IgG4-RD周围神经病的中西医诊治过程，以期阐释高利教授用辨治IgG4相关性周围神经病的诊疗思路。

一、辨证论治

中医没有IgG4-RD的病名，但是中医对免疫系统疾病亦有其独到的认识。中医认为"脾为后天之本"，脾与免疫相关，因此高利教授认为，IgG4-RD发病的根本原因与脾虚和湿热、毒邪密切相关。脾虚是IgG4发病之本，湿热、毒邪是IgG4-RD发生的条件。

1.脾虚为本

脾虚多由饮食不规律、情志失调、过度劳累、思虑过度或先天禀赋不足等引起。若脾气虚弱，则气血生化不足，脾主升清功能受损，继而湿浊内停，湿邪内盛阻滞气机，则气机不畅，加之脾气虚弱，不能助力湿邪发散、运布，湿邪长期蕴于体内，则化生湿热。邪盛则生毒，湿热日久酿生毒邪。

2.湿热、毒邪为标

高利教授认为湿热、毒邪是IgG4-RD发生的条件。IgG4相关性疾病引起的周围神经病变临床表现复杂多样，常见的有：肢体麻木、无力、瘙痒、甚则疼痛等及脑神经麻痹、视力下降的症状。中医认为湿热之邪欲出，因腠理严密，湿热毒邪往来游溢其间，外不得泄，故时时作痒。湿为阴邪，易损伤阳气，阳气不足则生寒，寒主收引，寒邪留滞经络关节、四肢百骸，使肌肉经脉拘紧，可使肢体屈伸不利，故会产生发僵、发紧，甚至产生肢体疼痛的感觉。湿为重浊黏腻之邪，《素问·生气通天论》曰："因于湿，首如裹，湿热不攘，大筋软短，小筋弛长，软短为拘，弛长为痿。"湿邪痹阻四肢经脉，经络气血运行不畅，经脉骨骼失于濡养，故产生肢体麻木无力的症状，湿邪困于上焦，痹阻脑神经，则会产生脑神经麻痹的症状。

二、典型病例

患者邹某，男，66岁，2014年7月主因"复视、胸背部不适及四肢痛觉过敏3月余"入院，患者于3个月前（2014年4月）无明显诱因出现视物成双，多为上下重影，向下视物时明显，曾于多家医院就诊，考虑"左眼眼外肌麻痹"，予营养神经治疗，未见明显好转，五月初出现背部、胸腹部麻木、发痒，其后逐渐出现胸腹交界处束带感，肌肉发紧，行走活动需低头、弯腰，并有四肢痛觉过敏，日常轻微磕碰即觉疼痛，上症状逐渐加重。

入院查体：神清语利，双侧瞳孔等大等圆，对光反射灵敏，双眼球略不同轴，眼球各方向运动充分，眼睑无下垂，张口伸舌无偏斜，感觉查体不满意，可疑胸骨角至脐水平感觉过敏，四肢肌力5级，腱反射存在，病理征未引出。

头颅MRI：脑内多发缺血灶。胸椎核磁：胸椎轻度退行性改变；颈椎退行性变。胸部CT平扫：两侧斜裂陈旧病灶；胸腺区域无异常发现。眼眶CT：眼眶CT扫描未见明确病变。PET-CT：脾大，脾脏弥漫性代谢增高，局限性肺气肿，两侧叶间胸膜旁小结节影，无代谢增高，良性结节可能性大，两侧胸膜局部增厚，脑白质疏松，脑部未见明确异常高代谢征象。胃镜：反流性食道炎。肿瘤放射免疫分析：肿瘤相关抗原125 57.83U/mL，神经元特异性烯醇化酶18.21ng/mL。免疫球蛋白：免疫球蛋白M 0.22g/L，免疫球蛋白A 0.80g/L，免疫球蛋白G 6.43g/L。脑脊液常规：脑脊液细胞总数 10×10^6/L，脑脊液白细胞计数 10×10^6/L。脑脊液生化：脑脊液氯111mmol/L，脑脊液蛋白51mg/dL。24小时CSF IgG鞘内合成率10.19mg/24h，Hu-Ri-Yo阴性。血常规提示三系降低，查血涂片示骨髓三系增生。协和医院检查血清IgG4

抗体升高，确诊为IgG4相关性周围神经病。刻下症见患者复视、背部、胸腹部麻木、发痒，胸腹交界处束带感，肌肉发紧，四肢痛觉过敏，便秘，约三天排便一次，小便如常，食欲差，近2个月体重减轻约10公斤，舌淡红苔黄，脉濡。

西医诊断：IgG4相关性周围神经病。

中医辨证：脾虚湿蕴证。

治法：健脾祛湿，通络解毒。

方药：生黄芪15g，炙甘草10g，柴胡9g，黄芩6g，土茯苓20g，猪苓10g，茯苓30g，生薏苡仁30g，枳壳9g，丝瓜络15g，路路通12g，白芷10g，铁皮石斛12g，三七粉3g。7剂，水煎服，日1剂，早晚各1次温服。

2014年7月31日二诊：患者复视、胸背部不适，胸腹部脏器牵拉感，自觉四肢痛觉过敏有所好转，大便调，纳寐尚可，舌淡红苔薄黄，脉濡。方药：鸡内金10g，海螵蛸10g，干姜6g白术12g，大枣10g，大黄6g，浙贝母9g，胆南星9g，佩兰10g，泽兰15g，荷梗15g，淡竹叶9g，土茯苓20g，连翘10g，黄连9g，半枝莲10g，黄芩9g，延胡索10g，木香6g，枳实9g，柴胡12g，三七粉3g。14剂，水煎服，日1剂，早晚各1次温服。

2014年8月7日三诊：患者症状稳定。以院内制剂抗瘤丸巩固疗效。

三、诊疗思路分析

IgG4相关性周围神经病的机制尚不清楚，此病较为罕见，临床表现复杂，以眶或椎旁定位、神经周围肿块形成和罕见的神经系统症状为特征。此患者背部、胸腹部麻木。《丹溪心法》曰："手足麻者属气虚，手足木者有湿痰死血。"分析患者是由于脾胃虚弱，气血生化乏源，不能濡养经脉，或气血不足，推动无力致气血凝滞成痰、成瘀，经络运行不畅，湿、痰、瘀阻滞脉络故出现麻木之感。患者湿邪留滞日久，郁而化热，湿热毒邪游溢腠理之间，不得外泄，故患者出现胸腹部发痒症状。《素问·至真要大论》曰："诸痉项强，皆属于湿。"痉者，筋病强劲不柔和也。患者体内湿邪壅塞经络，气血运行不畅，故产生束带感、发紧症状，湿邪痹阻脑络，损伤视神经，故出现复视。胃为水谷之海，脾为湿土之脏，故湿热之邪最易侵犯脾胃，湿邪阻滞中焦，湿邪困脾，脾不能升清，胃不能降浊，脾胃运化失职，腐熟水谷功能减弱，则纳呆、食欲不佳。脾为气血生化之源，脾虚则三系降低，查血涂片示骨髓三系增生。

高利教授处方中重用土茯苓，猪苓等清热利湿解毒之药，土茯苓性平，味甘淡，具有解毒、除湿、利关节的功效，《本草新编》记载：猪苓，入肾与膀胱经，通淋消肿满，除湿利小便，泄滞，助阳利窍，功专于行水，凡水湿在肠胃、膀胱、肢体、皮肤者，必须猪苓以利之；其次使用黄芪、薏苡仁、茯苓等健脾化湿之品，《本草备要》记载：茯苓，甘温益脾助阳，淡渗利窍除湿。《本草撮要》记载：薏苡仁，味甘淡，入足阳明经，功专去寒湿筋挛。另外，三药还可防止土茯苓、猪苓等清热利湿解毒之品过于寒凉而损伤脾胃，搭配枳壳理气宽胸、行滞，达到补而不滞的目的。《本草正义》记载：白芷，气味辛温，芳香特甚，最能燥湿，故用白芷芳香燥湿，并借其辛散透表可以使蕴于肌表的湿邪发散，缓解患者发痒症状，但是"湿宜淡渗，不宜专用燥药"，以免耗津，遂辅以铁皮石斛滋阴，制约方中白芷的辛温燥热，并防止土茯苓、猪苓、茯苓利湿伤阴，达到利湿而不伤阴之目的，三七活血化瘀并防止湿热煎灼血中津液，使血液黏稠而运行不畅，与血热互结成瘀，方中使用丝瓜络、路路通祛风、通络、除湿，诸药共奏健脾祛湿、通络解毒之功。

二诊时患者症状好转，舌淡红，苔薄黄，湿热毒邪已去大半，此时当以健脾祛湿为主以固本，辅以清热解毒调节免疫，方中使用大黄、黄连、半枝莲、土茯苓、连翘清热解毒，鸡内金、白术、海螵蛸、干姜等健脾温胃，并防止苦寒药物损伤脾胃，湿邪易困脾，用木香、枳实、延胡索以行气化湿，湿邪停留经络、脏腑日久，易生痰化热，使用浙贝母、胆南星清热化痰，佩兰、泽兰芳香化湿，荷梗、淡竹叶淡渗利湿，用柴胡调达气机，宣通内外，疏散湿热之邪。三诊时处以抗瘤丸，其主要功效为利湿解毒、扶正培本，丸剂长期服用巩固疗效。

综上所述，目前关于IgG4相关周围神经病的治疗，西医多以糖皮质激素及免疫抑制剂治疗为主，副作用大。高利教授在长期的临床实践中，从脾胃理论入手，以健脾祛湿、通络解毒法治疗IgG4相关性周围神经病，辨证独到，取得一定的临床疗效，为中医治疗IgG4相关性周围神经病提供了思路。

第四章

CHAPTER
FOUR

脊髓疾病诊疗思路与临证实录

第一节
脊髓病变

　　常见脊髓病变可考虑脊柱疾病、椎管内脊髓外病变及脊髓内病变等。其中脊髓炎是一种较为复杂的脊髓炎症性疾病，易引起患者髓鞘肿胀、脱失，伴见周围淋巴细胞显著增生，其种类繁多，表现症状多样，当前缺乏详细的流行病学证据，具体发病机制尚不明确，但大多认为由各种免疫反应或感染等非特异性原因引起。

　　急性脊髓炎（acute transverse myelitis，ATM）是一种脊髓局限性炎性病变，在青、中年群体中有很高的发病率，可导致运动、感觉以及自主神经功能障碍，临床可见患者下肢瘫痪、排便排尿异常等。通常在数小时内起病，数日内症状呈进行性加重，影像学表现可体现为单侧或双侧异常信号影，成年人常见胸髓受累，病变可累及数个节段，现有研究认为可能与自身免疫、感染及副肿瘤综合征相关。

　　临床多采用类固醇皮质激素治疗，急性期多采用大剂量甲泼尼龙短程冲击疗法，可加用大剂量免疫球蛋白，虽能一定程度上控制患者病情发展，但是治疗后往往会产生不同程度的副作用及后遗症。由于临床情况较为复杂，往往无法明确归因，常规治疗方式往往疗效不佳，因此需仔细揣摩。有研究证明采用中西医结合治疗方式可有效改善患者症状，缩短治疗时间，同时可减少患者治疗后的后遗症情况。

一、辨证论治

中医古籍中并无ATM的病名记载，高利教授结合中医辨证论治，认为急性脊髓炎首发运动障碍，数小时起病，进行性加重，应归于中医"痿证"范畴，责之肾气不充，正气不足而内生实邪，阻滞三焦。

本病与肾虚乏源，气血亏虚，兼以三焦受阻密切相关。肾藏精，主骨髓，《素问·灵兰秘典论》曰"肾者，作强之官，伎巧出焉"，肾气足者精盈髓足，精巧敏捷。仝小林教授认为"诸颤瘫痿，腰脊难挺，皆属于髓"，肾亏精虚，髓海失养，则见腰酸骨弱，精神疲乏，动作迟缓。根据《难经》的描述，督脉"起于下极之俞，并于脊里，上至风府，入属于脑"，与脊髓相吻合，且督脉为阳脉之海，任脉为阴脉之海，共统四肢气血津液与二便，因此脊髓损伤后大小便失常、四肢废用与督脉密切相关。《中西汇通医经精义·全体总论》云："肾藏精，精生髓。细按其道路，则以肾系贯脊，而生脊髓，由脊髓上循入脑，于是而为脑髓。"由此可见脊髓与督脉同类，皆为肾精所化，髓海不充，故而肢体不利，二便失调。

ATM急性期可见下肢瘫痪、排便排尿异常等，在西医激素冲击治疗的基础上，中医考虑正虚邪实并存，而邪气较盛，治宜祛邪为主，兼顾补虚。痰热明显者，予石菖蒲、胆南星、天竺黄、法半夏清化痰热；血瘀明显者，予三棱、莪术破血行气；肝肾阴虚，予生地黄、天冬、麦冬等滋补肝肾。病程日久，则见虚实交杂，而以正虚为主，治宜扶正，兼顾祛邪。《诸病源候论·虚劳》云"肾藏精，精者，血之所成也"，是故填精当先治血，可予泽兰活血利水，赤芍清热凉血。《圣济总录·诸痹门》曰："髓者，精之所充也，肾水流行，则髓满而骨强。"本病责之髓，诸髓化生宜阴阳互用，而肾中阳气的推动作用起到了关键作用，故可予何首乌、桑寄生、牛膝补益精血的同时，加用黄芪、菟丝子等药益气温阳，气行则血运，以助生髓。

二、典型病例

患者吴某，男性，主因"突发双下肢无力3个月"就诊于北京宣武医院。患者诉3个月前夜间睡眠翻身时突然发现左下肢无力，无法移动，右侧肢体及左上肢无异常，无头晕头痛、肢体麻木、二便失禁及意识障碍等。第二日晨起症状无好转，于当体人民医院住院治疗，入院时患者体温高达39.5℃，行相关检查，考虑"脊髓炎？左下肢静脉血栓？"予更昔洛韦、左氧氟沙星注射液抗感染，低分子肝素抗凝，及活血化瘀、营养神经等对症治疗措施，症状无好转，次日出现小便潴留伴右下肢无力，不能在床上移动，仅足趾能屈伸。后就诊于河北医科大学第二医院神经内科，行胸腰椎MR、双下肢静脉彩超、脑脊液检查，诊断"急性脊髓炎？左下肢静脉血栓形成"，予以留置尿管，给予甲泼尼龙琥珀酸钠注射液、丙种球蛋白、更昔洛韦抗病毒、头孢呋辛抗感染及营养神经、改善循环等治疗，经治疗右下肢足背可屈伸，余症状无明显好转。2个月前转入当地中医院外科，给予甲泼尼龙琥珀酸钠注射液冲击治疗，并予抗感染、抗凝、营养神经、改善循环、脱水等对症治疗，出院时可自行排尿，余症状无明显改善。21天前就诊于当地中医院内科，入院时患者咳嗽、咳痰及左下肢肿胀，行相关检查，以"慢性支气管炎，左下肢深静脉血栓"为诊断给予低分子肝素钙、尿激酶抗凝治疗，头孢替唑钠抗感染等治疗，共住院治疗8天。7天前患者出现发热，体温最高可至39.8℃，就诊于当地医院。行肺CT提示"肺部感染"，先后予以哌拉西林钠他唑巴坦钠、头孢哌酮舒巴坦钠抗感染、地塞米松及对症支持治疗等，体温仍反复升高。1天前转入我院急诊科，给予莫西沙星注射液、氨溴酸注射液抗感染、化痰治疗，现为求进一步治疗入住我科。

既往体健，否认血压、糖尿病、心脏病等慢性疾病史。吸烟、饮酒史20余年。

入院查体：血压103/54mmHg，右利手，意识清楚，言语流利，粗测高级皮层功能正常，心肺检查未见异常。Lhermitte征阴性，颅神经查体阴性，双上肢肌力5级，肌张力正常，腱反射（++），右下肢近端肌力0，远端足跖屈Ⅲ+级，足背屈Ⅲ+级，屈趾Ⅲ+级，伸趾Ⅲ+级，左下肢肌力0级，双下肢肌张力减低，双上肢肌容积正常，右下肢肌容积减少，左下肢明显肿胀，膝上10cm、周径长41cm，膝10cm、周径长35cm，右下肢膝上10cm、周径长35cm，膝下10cm、周径长28cm，双下肢膝腱反射及跟腱反射（－），右侧病理征（＋），左Babinski征（－）右侧掌颌反射（＋）双侧肢体深浅感觉均未见异常。

胸腰椎MRI检查（河北医科大学第二医院2016-10）：胸8～12椎体水平脊髓不同程度增粗并多发小片状稍长T2信号，边缘不清，性质待定，腰椎生理曲度变直，腰5～骶1椎间盘变性并轻度向后突出（图4-1）。

胸椎MR增强（河北医科大学第二医院 2016-11）：胸8及以下水平脊髓、终丝边缘见线状异常强化，考虑脊膜强化，考虑炎性病变可能性大，胸8～10水平椎管内见少许迂曲血管影，性质待定。

胸腰椎平扫+增强（宣武医院 2017-1）：胸腰段退行性变；胸8～11椎体水平脊髓前部对称性异常信号，腰5～骶1椎间盘突出伴变性；双侧竖脊肌体积减小伴异常信号（图4-2）。

脑脊液常规（河北医科大学第二医院 2016-11）：外观无色透明，总细胞 $16 \times 10^6/L$，白细胞 $16 \times 10^6/L$。脑脊液生化：氯120mmol/L，葡萄糖3.74mmol/L，蛋白1.33g/L。脑脊液生化、常规（宣武医院 2017-1）：颅压192mmH$_2$O，外观无色透明，总细胞 $4 \times 10^6/L$，白细胞 $4 \times 10^6/L$，氯121mmol/L，葡萄糖70.92mg/dL，蛋白70mg/L。免疫球蛋白：IgA 0.81mg/dL，IgM 0.22mg/dL，IgG 7.2mg/dL。

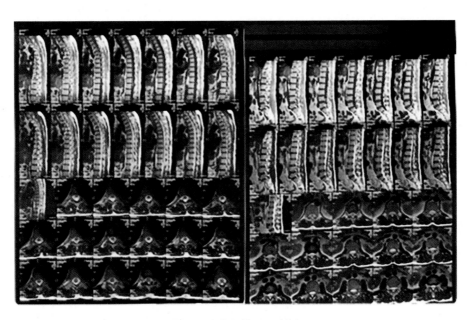

图 4-1　胸腰椎 MR 检查

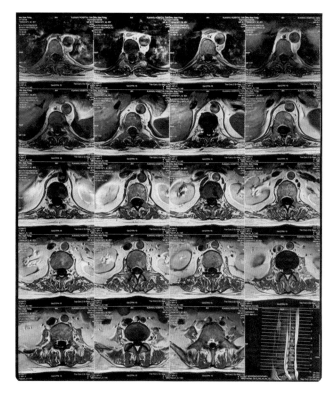

图 4-2 胸腰椎平扫 + 增强

查血清学相关检查（宣武医院 2017-1），血常规：红细胞计数 3.03×10^{12}/L，血红蛋白测定 91g/L，血小板计数 341×10^9/L；生化：丙氨酸氨基转移酶 44IU/L，γ-谷氨酰转肽酶 57IU/L，肌酸激酶 16IU/L，乳酸脱氢酶 615IU/L，α-羟丁酸脱氢酶 537IU/L，高密度脂蛋白 0.73mmol/L，低密度脂蛋白 3.60mmol/L，载脂蛋白-AI 0.69g/L，载脂蛋白-B 1.16g/L，钙 1.98mmol/L。肿瘤全项：癌胚抗原 6.47ng/mL，肿瘤相关抗原 15-3 25.19U/mL，神经元特异性烯醇化酶 30.55ng/mL，血清骨胶素 CYFRA21-1 12.98ng/mL。C 反应蛋白 50.70mg/L。结核抗体弱阳性（±）。免疫学相关检查：免疫球蛋白 G 7.15g/L，补体 C 0.14g/L，MBP 7.68μg/L，抗莱姆病抗体、GM1、Mog、AQP-4、抗 Amphiphysin 抗体、自身免疫性脑炎相关抗体检查均未见异常。

入院后西药予血栓通改善循环，单唾液酸四己糖神经节苷脂、维生素 B_1、甲钴胺营养神经、七叶皂苷钠脱水、辅酶 Q10 等对症治疗。后见患者左下肢肿胀明显，血常规及生化结果回报提示轻度贫血及低蛋白血症，予抗凝及人血白蛋白对症治疗，嘱患者注意日常饮食情况。中医四诊合参，考虑患者证属痰湿，而病程日久，治以祛湿化痰，活血扶正。中药处方如下：陈皮10g，法半夏9g，泽兰10g，丝瓜络15g，路路通15g，赤芍15g，土茯苓30g，半枝莲15g，生黄芪10g，何首乌15g，大枣10g。7剂，水煎服，日1剂，早晚各1次温服。中成药予抗瘤丸扶正培本，清热解毒，活血化瘀。

经西医对症及中医辨证施治等治疗，2周后患者体温正常，左下肢肿胀明显减轻，双下肢无力无明显好转。

三、诊疗思路分析

该患者临床症状表现为突发双下肢无力，未见明显精神障碍，入院诊断为双下肢无力原因待查，经相关辅助检查，考虑可能为脊髓炎、脊髓血管病。

高利教授认为ATM起病乃因脏腑功能紊乱、肝肾不足，而致痰浊热毒内生，络脉不畅，故而首发运动障碍，数小时起病，进行性加重，当责之肾气不充，正气不足而内生实邪，阻滞三焦。该患者自发病以来，精神差，面色暗红，纳可，眠差，舌质暗红，苔黄白略厚，脉弦。肾亏精虚，髓海失养，故而腰酸骨弱，精神疲乏。内生之痰浊热毒又有碍气机，影响气血运行，耗伤气血，加重肝肾之虚。四诊合参，辨证属为痰湿血瘀证，治疗以祛湿化痰、活血扶正为主。处方予陈皮、半夏燥湿化痰，葶苈子、桑白皮下气行水，兼以大枣调和营卫；制何首乌、桑寄生、牛膝补益精血；黄芪、菟丝子等药益气温阳；丝瓜络、路路通祛风通络；土茯苓、半枝莲除湿化瘀，通利关节。综合全方，起到补肾填精、化湿祛瘀、通利关节、兼顾表里的作用。经过中药积极治疗，本患者在体温、肢体活动及肿胀等方面有所改善，充分体现出中西医结合治疗的优势。

高利教授认为，中西医结合治疗当可互参，本病在使用激素治疗的同时，通过中医四诊与西医学辅助检查结果获得更为详尽的信息，加用中药进行综合诊疗，有助于针对患者体质及病程不同发展阶段的症状进行治疗，有助于调理气血，使阴阳不失偏颇，进而取得更好的疗效。

本例患者腰穿脑脊液蛋白含量提示较高，胸腰段脊髓核磁前部对称性异常信号，结合患者病史，起病突然，提示急性脊髓炎，然而经过外院激素抗炎、抗病毒及调节免疫等对症治疗效果不明显，考虑合并脊髓血管病。单纯的西医治疗效果并不明显，患者症状反复，而运用中医辨证论治，从祛湿化痰，活血扶正的角度出发，联合西医治疗取得了较好的临床疗效，为此类疾病提供了新的诊疗思路。

第二节

脊髓亚急性联合变性

脊髓亚急性联合变性多是因维生素 B_{12} 摄入不足或机体代谢障碍等造成其含量下降而引起的神经系统变性疾病。病变多累及脊髓后索、侧索及周围神经，严重者可出现大脑白质和视神经损伤。亚急性或慢性起病，表现为双下肢深感觉（位置觉、振动觉、运动觉）减退、痉挛性瘫痪、步态不稳等症状，由于早期症状隐匿，临床上易造成漏诊误诊。其发病率较低，多发于中老年时期，我国患者发病年龄偏早，平均 51.6 ± 12.2 岁。

（一）病因

1. 维生素 B_{12} 摄取及吸收障碍

①素食：维生素 B_{12} 主要存在于动物肝、肾、鱼、蛋和乳品类食物；②消化道相关病变：如慢性胃炎、胃肠大部分切除术后、肠炎等；③胃酸及胃蛋白酶缺乏；④胰蛋白酶缺乏；⑤先天性内因子缺乏；⑥药物：如对氨基水杨酸、新霉素、二甲双胍、秋水仙碱和苯乙双胍等；⑦肠道寄生虫（如阔节裂头绦虫病）或细菌等大量繁殖使维生素 B_{12} 吸收障碍。

2. 维生素 B_{12} 结合障碍

摄入体内的维生素 B_{12} 需要与胃底部壁细胞分泌的内因子结合后才能在回肠末端吸收，当胃底部壁细胞分泌内因子数量减少或抗内因子抗体引起内因子缺乏时，极少有内因子和维生素 B_{12} 结合，导致维生素 B_{12} 不能被肠道提取。

3. 维生素 B_{12} 转运及遗传因素

血液中转运钴胺蛋白与维生素 B_{12} 结合后，维生素 B_{12} 才能转运到组织中发挥生物效能，某些遗传因素导致转钴胺蛋白缺乏或功能异常时会使转运钴胺蛋白不能与

维生素 B_{12} 结合导致维生素 B_{12} 不能转运到机体所需部位，即使血浆中的维生素 B_{12} 正常，机体也会出现维生素 B_{12} 缺乏的症状。

（二）诊断与辅助检查

1.血常规检查

红细胞和血红蛋白含量较正常降低，多数患者提示巨幼细胞性贫血，也有部分患者没有贫血。

2.血清维生素 B_{12} 及叶酸检查

患者的血清中二者浓度偏低，然而血清维生素 B_{12} 减少并不能代表体内维生素 B_{12} 真的缺乏，因为也有可能是人体对维生素 B_{12} 转运和代谢存在障碍，细胞内的钴胺素等不能被充分利用。评估维生素缺乏的金标准是细胞内维生素 B_{12} 浓度，能确切反映组织利用维生素 B_{12} 水平，而我国现阶段还无法开展，常通过检测血清同型半胱氨酸及甲基丙二酸水平的增高来间接反映。

3.血清同型半胱氨酸检查

高同型半胱氨酸血症与叶酸及维生素 B_{12} 存在显著性负相关，细胞内维生素 B_{12} 水平的不足可以通过检测血清同型半胱氨酸及甲基丙二酸水平的增高来间接反映。

4.脑脊液蛋白检查

SCD患者脑脊液中蛋白正常或轻度增高，原因不会超过 1g /L。髓鞘脱失是导致脑脊液蛋白偏高的原因可能。如果脑脊液蛋白升高明显的脊髓及周围神经受损的患者还应当和脊髓炎、脊髓肿瘤、吉兰-巴雷等疾病相区别。

5.神经电生理及肌电图检查

SCD患者多出现周围神经损害，以下肢为主，感觉神经较运动神经更容易受累，病理以脱髓鞘为主，表现为神经感觉神经传导速度减慢，若同时存在轴索变性，可见波幅减低。体感诱发电位、视觉诱发电位、听觉诱发电位检查，有助于发现脊髓感觉通路和脑干部位潜在的病变。

6.磁共振成像检查

SCD的诊断和疗效评估中具有重要作用，还是鉴别其他类似的脊髓疾病的重要手段。特征性的MRI 表现是脊髓背侧条片状高信号影，可呈"八字征""兔耳征"或"倒V字征"。治疗后病变能明显缩小，甚至消失。

（三）鉴别诊断

1.铜缺乏性脊髓病

铜缺乏的三联征为：贫血、白细胞减少、脊髓神经病变，临床表现和脊髓亚急性联合变性相似。血清学特点为血清铜和铜蓝蛋白减少，脊髓颈段及胸段后索在MRI的T2加权像为高信号灶。补铜治疗后临床表现可有所好转。

2.多发性硬化

多发性硬化是一种慢性自身免疫性疾病，主要病理变化为中枢神经系统白质的脱髓鞘改变。好发于脑室周围白质、视神经、脊髓、脑干和小脑等部位。该病常常起病于成年早期，女性多于男性，病程具有缓解复发、时间及空间多发性的特点。脑脊液检查、诱发电位及磁共振成像都可帮助鉴别。

3.脊髓压迫症

脊椎病变、占位等压迫脊髓、神经、血管等组织时，多有对应的神经痛及病变部位平面以下的感觉障碍。脑脊液动力学实验可发现部分梗阻甚至完全梗阻以及脑脊液蛋白增高，完善椎管造影或磁共振成像可区分。

4.周围神经病

周围神经损害与脊髓亚急性联合变性往往相似，但没有皮质脊髓束受损所致的锥体束征，也没有深感觉障碍及脊髓性共济失调，实验检查中血常规及维生素 B_{12} 均正常。

一、辨证论治

补充维生素 B_{12} 对SCD很有效，但疗效取决于治疗及时与否，发病3个月内的有可能完全恢复；2~3 年后才治疗的，神经功能缺损可逐渐加重，甚至死亡。常选用甲钴胺，每日 $1000\mu g$ 肌肉注射，一周后每周肌肉注射 $1000\mu g$，1个月后每月 $1000\mu g$，必要时需终身用药。此外还应注意病因及康复治疗，如戒酒、胃肠道疾病的诊治，饮食调理、电疗、理疗及康复锻炼等。中医的表里经对刺"烧山火、透天凉"补泻法可降低SCD患者下肢肌痉挛程度。

中医古籍中并未有SCD的病名，高利教授认为本病多属痿证、瘫痪、虚劳的范畴。病机有本虚和标实两方面：①主要是脾胃虚弱，气血生化乏源，筋脉肌肤失养，致使肢体痿软无力，动作笨拙。脾胃是后天之本，气血生化之源，主统四肢的肌肉，营养肌肉和筋脉。《素问·灵兰秘典论》曰："脾胃者，仓廪之官，五味出焉……为五脏六腑之海。"四肢皆禀气于胃，脾病不能为胃行津液，则会影响胃中水谷精气向四肢的输送，故出现"四肢不用"。脾胃虚弱的原因为脾胃本虚或为饮食所伤，功能失常，则会四肢无力，肌肉逐渐萎废，食欲不振，溏泄，少气懒言，舌淡苔白，脉细弱等。②标实的一面主要指痰瘀互结，阻塞经络，导致四肢筋脉失去气血津液濡养，或因跌打损伤，瘀血久留，或因脾虚不能运化，痰湿内生，聚湿生痰，久病入络。大部分SCD患者四肢无力萎缩，麻木不仁的同时舌痿，或舌胖暗，有瘀斑、瘀点，苔厚腻，脉细涩为痰瘀阻络之明证。③SCD与肝密切相关：肝藏血主筋，肝血不足，筋脉失养则肢体麻木，感觉异常，甚至瘫痪。《素问·阴阳应象大论》曰"肝生筋"，肝散其精以养筋，筋得其养则行动，运动有力。

二、典型病例

（一）病例资料

患者，男性，50岁，以"肢体麻木6年余，加重伴行走困难1个月"为主诉，以"脊髓病变"收入院。患者于6年前无明显诱因出现双侧脚掌前部及足趾麻木感，双侧对称，无疼痛、力弱，无抽搐及肌肉萎缩，不影响行走及日常生活，未予重视。随后出现进行性双手麻木，双侧对称，不伴无力和肌肉萎缩。5年前就诊于武汉某三甲医院，行颈椎MRI平扫示颈椎退行性变，给予甲钴胺及其他药物治疗，症状有所好转，患者出院后停止服药，手足麻木感缓慢加重。1个月前，患者觉双手麻木感明显加重，并向上进展至前臂及上臂，同时出现持物困难，如拿筷子、杯子等物品时经常掉落，可正常行走，但行走时足底异常感觉较前明显。患者就诊于我院门诊，行颈椎MRI检查示颈1~5椎体水平髓内异常信号。患者自发病以来饮食、睡眠、二便尚可，近2年来多汗，尤其酒后明显，近半年无明显体重减轻。入院查体：体温36.6℃、脉搏68次/分、呼吸22次/分、血压130/80mmHg，卧立位血压无明显差异，神清语利，高级皮层功能正常，颅神经检查未见明显异常，四肢肌力Ⅴ级，肌张力正常，双上肢腱反射未引出，双侧膝腱反射（++），双侧跟腱反射（+），双上肢长手套样浅感觉减退，双下肢袜套样感觉过敏，双侧肋弓以下音叉振动觉减退，双下肢图形觉、两点辨别觉、关节位置觉减退，双侧指鼻实验闭眼欠稳准，双侧跟膝胫实验欠稳准，Romberg征（＋）双Babinski征（－）。

颈椎MRI平扫颈1~5椎体水平髓内异常信号（图4-3）。胸椎MRI平扫+强化：胸1~4、胸6~12椎体水平脊髓异常信号；肌电图检查：①四肢周围神经性损害（感觉纤维受累）；②SSR：四肢SSR异常。脑干诱发电位：VEP：右侧P100波幅偏低；BAEP：右侧I波潜伏期延长。提示右侧周围性损害。SEP：右上肢：皮层未引出肯定波形。提示中枢性损害。右下肢：各波形均未引出肯定波形。提示周围性传导异常。

检验结果：

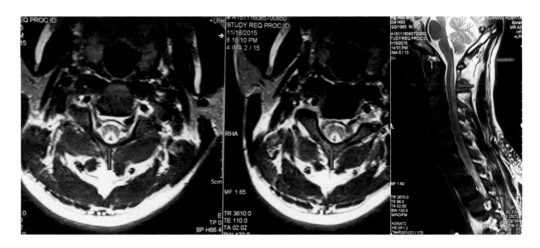

图 4-3 颈椎 MRI：颈 1 ~ 5 椎体水平异常信号影

血常规（表4-1）：

表 4-1 血常规结果

	RBC（$\times 10^{12}$/L）	HGB（/L）	MCV（fl）	同型半胱氨酸（μ mol/L）
12-02	2.99 ↓	110 ↓	105.4 ↑	106.1 ↑
12-07	2.63 ↓	96 ↓	106.1 ↑	11.8

维生素 B_{12}：0.00pg/mL ↓。

免疫五项：C3 0.61g/L ↓，C4 0.14g/L ↓。

肿瘤全项：CA15-3 26.24U/mL ↑；NSE 17.26ng/mL ↑。

抗壁细胞抗体（IgG型）：（＋）1：8。

脑脊液检查：白细胞计数 5×10^6/L；脑脊液 IgA 0.36mg/dL↑。

（二）治疗与结果

患者中年男性，隐袭起病，缓慢进展，主要表现为肢体麻木，双手持物及行走困难，查体见深感觉减退，颈髓及胸髓MRI显示脊髓后索纵条状的异常信号，典型的"反兔耳征""倒V字征"，肌电图检查可见四肢周围神经性损害，体感诱发电位异常，两次红细胞及血红蛋白低平均红细胞体积高于正常值，维生素B_{12}下降，抗B细胞抗体滴度异常。综合以上分析，定位诊断集中在脊髓后索和周围神经，定性诊断SCD。中医四诊：面色萎黄少华，额纹多而深，鼻头色白，体型匀称，呼吸自然，语声有力，舌质淡暗，舌体胖大有齿痕，苔薄白，脉沉细。考虑为脾胃亏虚。12月3日起给予维生素B_1 100mg，1日1次肌注，甲钴胺1000μg，1日1次，叶酸片5mg口服，1日2次，鑫贝科、血栓通治疗。中药给予健胃醒脾方、大活络丸、益气活血通络洗剂。半个月后，可独立行走，四肢的感觉异常减轻。

三、诊疗思路分析

从神经系统方面分析，维生素B_{12}缺乏导致髓鞘合成障碍及髓鞘脱失，从而导致有髓鞘的神经传导束功能受损，从而出现相应的病变。在脊髓的传导束中，后索中上行的薄束和楔束的髓鞘最厚，侧索中下行的皮质脊髓侧束的髓鞘次之，而前索中下行的皮质脊髓前束的髓鞘最薄。在脊髓的血液供应中，下颈髓和上胸髓的血供相对较差，同时颈胸髓的长度比其他脊髓节段长，故当机体缺乏维生素 B_{12} 时，主要导致颈胸髓的髓鞘和轴索损害，进一步导致神经系统传导功能障碍，最终出现相应的临床症状，而极少累及中枢神经系统的其他部位。总之，此病主要先累及颈胸髓的后索，后累及颈胸髓的侧索，而颈胸髓的前索较少累及，偶有严重者大脑白质及视神经受累。机体缺乏维生素B_{12}时，作为甲基转移酶的辅基的维生素 B_{12} 不能参与甲基的转移，会导致血液、神经系统中的甲基化反应不能顺利进行，进一步导致机体内的甲基供应减少，甲基转移反应障碍，最终导致相关的核糖核酸和髓鞘合成障碍，进一步引发神经纤维的轴突变性，最终导致相应的临床症状。有研究显示，神经纤维的轴突代谢障碍及中间产物毒性效应也会进一步加重脱髓鞘病变。5'-脱氧腺苷钴胺素是活性维生素B_{12}，是 L-甲基丙二酰辅酶A变位酶的辅酶。当维生素

B_{12} 缺乏时，L-甲基丙二酸辅酶 A 会与其前体丙酰基辅酶 A 堆积，L-甲基丙二酸辅酶 A 的结构和内二酰辅酶 A 相似，即脂肪酸合成的中间产物，进而产生单链脂肪酸，单链脂肪酸会反常的进入到细胞膜的脂质中，导致神经纤维髓鞘的破坏。

　　本例患者为中年男性，隐匿起病，主因考虑长期酗酒导致脾胃受损，脾土运化水谷功能减退，胃受纳、腐熟功能失常，气血生化乏源，则五脏失营，筋骨失养；脾胃功能失职，健运无权，水湿停聚，滋生痰湿，即脾虚生痰，气虚血行无力，循运不畅，则致瘀血，痰瘀胶阻，互滞脉络，则关节不利，肢体痿弱不用。结合患者的症状以及舌红，苔白腻，脉弦滑，辨证为正气亏虚、痰瘀互结证。治当扶正养阴，活血化痰通络，方用健胃醒脾方加减。鸡内金、白术：入脾、胃经。功能主治消积滞，健脾胃。《医学衷中参西录》曰：鸡内金，鸡之脾胃也。中有瓷石、铜、铁皆能消化，其善化瘀积可知。（脾胃）居中焦以升降气化，若有瘀积，气化不能升降，是以易致胀满，用鸡内金为脏器疗法。若再与白术等分并用，为消化瘀积之要药，更为健补脾胃之妙品，脾胃健壮，益能运化药力以消积也。不但能消脾胃之积，无论脏腑何处有积，鸡内金皆能消之，是以男子痃癖，女子癥瘕，久久服之，皆能治愈。又凡虚劳之证，其经络多瘀滞，加鸡内金于滋补药中，以化其经络之瘀滞，而病始可愈。至以治室女月信一次未见者，尤为要药。盖以能助归、芍以通经，又能助健补脾胃之药，多进饮食以生血也。海螵蛸：性温，味咸、涩。归脾经、肾经。具有收敛止血、涩精止带、制酸、敛疮作用。并具有骨折修复、抗辐射、调节和促进免疫、抗肿瘤和抗溃疡作用。浙贝母：性味归经性寒，味苦。归肺经、心经。清热散结，化痰止咳。属化痰止咳平喘药下分类的清化热痰药。木香：味辛、苦，性温。归脾、胃、肝、大肠经。芳香行散，可升可降。木香的功效主治：温中行气止痛，健脾消食导滞。《素问·痿论》有"治痿独取阳明"之说。"即补益后天为治疗原则"，肝肾的精血有赖于脾胃的生化，脾胃功能健旺，饮食得增，气血津液充足脏腑功能转旺，筋脉得以濡养，有利于肢体功能恢复。

　　西医学认为，SCD 主要的病因即是维生素 B_{12} 的缺乏，在血液系统，当血液中维生素 B_{12} 缺乏时会导致细胞核脱氧核糖核苷（DNA）合成障碍，最终引起巨幼细胞性贫血。甲硫氨酸合成酶催化高同型半胱氨酸转变为甲硫氨酸，此过程需要维生素 B_{12} 的参与，当维生素 B_{12} 缺乏时导致此反应障碍，而此反应由 N5-FH4 提供甲基，进一步导致 N5-FH4 转化为甲基FN4 障碍，继而引起N5，N10-甲烯基 FH4合成减少，后者是一磷酸脱氧尿苷（dUMP）形成三磷酸脱氧胸（dTTP）的甲基供体，故最终导致 dTTP 和细胞核脱氧核糖核苷（DNA）合成障碍，而细胞核核糖核酸（RNA）合成不受影响，细胞内 RNA/DNA 比值增大，造成细胞体积增大，胞核发育滞后于胞浆，形成巨幼变，导致 MCV（平均红细胞体积，正常值为 80~100fL）增高。骨髓中红系、粒系及巨核系细胞均可因维生素 B_{12} 缺乏而出现巨幼变，导致红细胞进一步发育障碍，最终在骨髓中遭到破坏而不能变化为正常的红细胞，导致无效造血和全血细胞减少，最终形成巨幼细胞性贫血，导致 MCH 增高（平均红细胞血红蛋白含量，正常值为 27~34pg）。

高利教授认为，脊髓亚急性联合变性为神经变性病，从西医角度讲涉及多系统多部位的病变，而从中医角度辨治，病机复杂多样，早期可因脾胃虚弱，久之损及肝肾，五脏俱虚，后期兼夹诸多病理产物。常常迁延不愈，治疗绝非一日之功。高利教授在长期的临床实践中，从脾胃理论入手，以健胃醒脾法治疗脊髓亚急性联合性变性，辨证独到，临床疗效佳，为中西医治疗该病提供了思路。

第三节

特发性炎性脱髓鞘病

中枢神经系统特发性炎性脱髓鞘疾病（idiopathic infLammatory demyelinating diseases，IIDDs）是原发性免疫介导的炎性脱髓鞘病。IIDDs在病因上与自身免疫相关，在病理上则以中枢神经系统脱髓鞘炎症为主。其临床表现以痛性强直痉挛发作、遗留肢体无力、感觉障碍、共济失调、视力下降为特征。虽然此类疾病均与免疫相关，但在组织学、影像学以及临床表现上却有一定的差异，故可分为临床孤立综合征（clinical isolated syndromes，CIS）、多发性硬化（multiple sclerosis，MS）、视神经脊髓炎（neuromyelitis optica，NMO）、急性播散型脑脊髓炎（acute disseminated encephalomyelitis，ADEM）、同心圆硬化（Balo's concentric sclerosis，BCS）、瘤样炎性脱髓鞘病（tumor-like infLammatory demyelinating diseases，TIDD）等多种亚分型。临床上以 MS、CIS 以及 NMO 较为多见。IIDDs 好发于青壮年，但近年也有研究显示该病在老年人发病有所上升，其患病表现与年轻患者相似。

西医多以免疫损伤为治疗靶点，但因其病因虽与免疫相关，其具体发病机制仍尚未明确，故很难有效阻止疾病进展；中医治疗方面研究较少，且没有该类疾病系统的诊疗常规，也缺少中西医结合治疗的研究报道。高利教授多年来从事临床应用中西医结合方法诊治神经内科疑难重症工作，对特发性炎性脱髓鞘病的中西医结合治疗有着独到的认识，疗效确切。现特将高利教授中西医结合特发性炎性脱髓鞘病经验总结如下。

一、辨证论治

中医古籍中并无对特发性炎性脱髓鞘病的病名记载，现代研究中多因其肢体麻木无力、肢体拘挛震颤等症状表现，将其归为中医"痹证""痿证"等范畴。《类经·痹证》曰："不仁者，不知痛痒，肌肤顽木之谓。"言麻木即不仁也。《素问·痹论》曰："痹者，顽木不仁，不知痛痒之病也。"认为麻木不仁属痹证也。《素问识·痿论篇》言："痿者，四肢委弱，举动不能，如委弃不用之意。"故四肢痿弱无力为痿证。《儒门事亲》亦对此做出总结："动而或劲者为风；不仁或痛为痹；弱而不用者为痿；逆而寒热者为厥。"而早在隋代的《诸病源候论》中即论述了痿证和痹证并见的情况，并出现"痿痹"的病名，原文言："夫风寒湿三气合为痹。病在阴，其人苦筋骨痿枯，身体疼痛，此为痿痹之病……诊其脉，尺中虚小者，是胫寒痿痹也。"上述文献记载痹证和痿证的症状与特发性脱髓鞘炎临床症状高度相似。

（一）湿热与 IIDDs

《素问·痹论》曰："风寒湿三气杂至，合而为痹。其风气胜者为行痹，寒气胜者为痛痹，湿气胜者为着痹。""痹在于骨则重，在于脉则血凝而不流，在于筋则屈而不伸，在于肉则不仁，在皮则寒。"痹证在临床表现复杂，主要与感受外邪的性质不同及痹证所发位置多变相关，其中特发性炎性脱髓鞘以"易感湿夹热"为特点。《素问·生气通天论》云："因于湿，首如裹，湿热不攘，大筋软短，小筋弛长，软短为拘，弛长为痿。"湿邪夹热常为本病的外感诱因，也为显明之外在征象，如可伴皮疹，发热，关节红肿等湿热标实之症。

（二）营卫与IIDDs

《素问·逆调论》云："营气虚则不仁，卫气虚则不用，营卫俱虚则不仁不用。"特发性炎性脱髓鞘既有痿证肢体不用的特点，又有痹证身体不仁的特点，此即"不仁不用"。沈金鳌在《杂病源流犀烛》中认为"麻"主因"气虚"，"木"则因"死血凝滞于内"。汪机《医学原理》云："有气虚不能导血荣养筋脉而麻木者，有因血虚无以荣养肌肉者，以至经隧涩而作麻木者。"故本病之肢体不用，麻木不仁当究之于营卫气血。

临证虽当辨标实之急，但亦不应为外象所惑。《黄帝素问直解·痹论》曰："痹，闭也，血气凝涩不行也……荣卫流行，则不为痹。"说明痹证更深层次的病机在于血气凝涩，荣卫不通。结合上述病机演变关联以及多年来临床观察特发性脱髓鞘炎的发病特点，高利教授推定"营卫不足，脉络滞泣"当为特发性炎性脱髓鞘的核心病机。

（三）肝脾与IIDDs

《脾胃论·阴阳寿夭论》言："地气者，人之脾胃也，脾主五脏之气。"盖脾行谷气运输水谷精微，为气血生化之源，即《灵枢·决气》所云"中焦受气取汁，变化而赤是谓"。而肝与脾同居中焦，经脉相通，故血生于脾而藏于肝。脾居中央而为气机升降之枢，气为血之帅，故《金匮要略注》云："五脏六腑之血，全赖脾统摄。"肝主疏泄，性喜条达，以阴为形，以阳为用，故《血证论》云："以肝属木，木气冲和条达，不致郁，则血脏通畅。"《名医方论·卷一》言："肝为木气，全赖土以滋培……人知木克土，不知土升木，知言哉！"说明肝脾二脏关系密切。肝主筋，《医学入门》言"人身运动，皆筋力所为"；脾主肉，《黄帝内经素问集注·五脏生成》云："脾主运化水谷之精，以生养肌肉，故主肉。"脾不仅主肌肉，同时还润养宗筋，如《医宗必读》言："人以胃气养于肌肉，胃若衰损，阳明血气少，不能润养宗筋。"故《素问·痿论》有"治痿独取阳明"之基本治则。本病有易感湿夹热、手足顽麻之特点，此亦"脾旺能胜湿，气足无顽麻"之解。

（四）分期论治

IIDDs不同的病程表现体现了中医证候随病程而演变的特点。

IIDDs早期，患者正气未亏，以外感实邪为主，在治疗上应根据患者体质及症状表现加强攻邪之力。本病早期症状反复发作，与湿性缠绵、黏腻胶着相关，随病程进展湿邪郁遏生热，而成湿热邪盛之状，临床可见痛性强直痉挛发作、视力下降、瘙痒、发热、皮疹、关节红肿、舌红、苔黄腻、脉滑数等表现。早期出现首发症状至明确诊断时间较长，并发症较多，影像学病灶不典型，易与其他风湿免疫类疾病混淆。可选用车前子、黄芩、黄连、茯苓、藿香、伸筋草、丝瓜络、葛根等以祛湿清热。

IIDDs中期，患者正气受损，邪实仍盛，因感湿夹热标实不解，伤及营卫气血，气虚不能导血荣养筋脉，血虚无以荣养肌肉，以至经隧涩滞，浊瘀痹阻。故可观察到中期，每次发作后常遗留神经系统症状与体征，最终导致神经功能障碍。本阶段治疗当注重扶正祛邪，祛湿清热基础上加用益气养血、活血通络之法，可选用黄芪、当归、赤芍、路路通、蜈蚣、三棱、莪术、鸡血藤等。

IIDDs晚期，患者正气亏虚，标实犹存，虚损已及脏腑，尤以肝脾为甚。临床除见肢体麻木、感觉异常等发作性症状，可兼见肢体无力、感觉障碍等功能废用性表现。治疗上在扶其所虚、固护其本的基础上，依《伤寒论》所言"观其脉证，知犯何逆，随证治之"，根据不同的症状证候，灵活用药。临床以健脾养肝，生化气血为本，可选用人参、白术、生山药、黄芪、白芍、丹参、何首乌等。

二、典型病例

患者鞠某，女，62岁，2014年2月13日因"四肢麻木无力伴发作性放电样疼痛6个月"入院。患者于6个月前无明显诱因出现四肢麻木，以双下肢为主，伴四肢乏力，但一般活动不受影响，同时四肢出现放电样疼痛，每天发作10余次，每次5秒左右后自行缓解，伴小便失禁，大便干燥，7~8天大便一次，就诊于外院，考虑腰椎间盘突出，予推拿、牵引治疗，效果不理想，双下肢放电样疼痛加重，后又再次入院，行脑脊液检查常规、生化检查未见明显异常，颈髓磁共振示颈髓异常信号，考虑多发性硬化，予激素冲击治疗，后改口服泼尼松维持，每周减1片，并予卡马西平口服控制放电样发作，病情有所好转，四肢放电样疼痛明显减轻，但出现尿痛，就诊于当地诊所，输注消炎药，效果不理想，后又转至外院，停用口服激素，入院第二天又出现周身皮疹，考虑药物过敏所致，具体不详，予血浆置换治疗2次，效果不明显，期间间断口服卡马西平，现患者仍有四肢频繁放电样发作，伴四肢麻木无力，小便失禁，无头晕头痛、恶心呕吐，今为求进一步诊治来我院，门诊以"脊髓病"收入院。患者自发病后饮食睡眠大致正常，体重有增加，具体不详。

入院后查体：血压110/70mmHg，神志清，精神差，高级皮层功能正常，双侧面部痛觉过敏，余颅神经未见明显异常。双上肢近端肌力5级，远端肌力3级，左下肢肌力1级，右下肢肌力3级，四肢肌张力高，双下肢明显，双上肢腱反射（+），双下肢腱反射正常，周身痛觉过敏，关节振动觉减退，双上肢共济检查正常，双下肢不合作，双侧病理征阳性。周身可见红色皮疹、脱屑。骶尾部可见5cm×7cm压疮，左侧髋部可见5cm×7cm厘米压疮。

辅助检查：

1.外院查颅脑磁共振未见明显异常，颈髓磁共振示C2-7异常信号（2013-12、2014-1）。

2.血常规、抗心磷脂抗体、抗中性粒细胞胞浆抗体、抗核抗体谱、维生素B_{12}、叶酸、凝血四项、乙肝五项、血培养、尿培养、肝肾功、电解质检查大致正常。

3.风湿三项-免疫五项：免疫球蛋白G 5.21g/L，免疫球蛋白A 0.56g/L，免疫球蛋白M 0.20g/L，C反应蛋白26.30mg/L。

4.甲功全项：促甲状腺激素0.15mU/L，三碘甲状腺原氨酸0.58ng/mL，游离三碘甲状腺原氨酸2.11pg/mL。

5.肿瘤全项（女）：癌胚抗原16.38ng/mL。

6.行腰穿脑脊液检查：脑脊液压力为100mmH$_2$O，白细胞计数$11×10^6$/L；脑脊液生化：氯117mmol/L，蛋白102mg/dL；脑脊液免疫球蛋白G 14.50g/L，免疫球蛋白A 1.16g/L，免疫球蛋白M 0.23g/L，均高于正常。

入院前曾给予激素冲击、血浆置换、止痛等治疗，效果不明显。入院后予西医予地塞米松、七叶皂苷抗炎，哌拉西林钠舒巴坦钠、左氧氟沙星抗感染，维生素B_1及甲钴胺营养神经，请皮肤科会诊治疗药物性皮疹及压疮，予加巴喷丁、巴氯芬、普瑞巴林等止痛对症处理，并鞘内注射吗啡0.2mg+甲强龙10mg+生理盐水共10mL（30分钟缓慢、匀速注入）。中医诊断：痿痹。证属营卫不足，感湿夹热，脉络滞泣。治以调养荣卫，祛湿清热，通脉行滞之法。具体方药组成如下：黄芪40g，桂枝10g，白芍60g，赤芍15g，生甘草15g，葛根10g，伸筋草30g，丝瓜络30g，蜈蚣2条，鸡血藤9g，三棱9g，莪术9g，威灵仙15g，牡丹皮30g，路路通15g，何首乌20g，大黄20g，荷梗30g。同时以院内制剂抗瘤丸调节免疫。

上方服7剂后，患者痛性痉挛发作明显减少，发作程度明显减轻，但感双上肢仍麻木，四肢力量改善不明显，苔腻程度减轻，舌下静脉仍迂曲紫暗，左脉沉细涩明显，乃增强益气养血，活血通络之力，具体方药如下：黄芪40g，生山药15g，桂枝10g，白芍70g，赤芍30g，生甘草20g，葛根15g，伸筋草30g，蜈蚣2条，鸡血藤9g，僵蚕12g，牡丹皮15g，三棱12g，莪术9g，何首乌15g，土茯苓20g。

上方服7剂后，患者感左侧上肢麻木显著减轻，右侧轻微改善，四肢远端力量略改善，效不更方，继予上方7剂。后患者因家庭、经济等原因请求转回当地治疗。出院时情况：患者痛性痉挛发作明显减少，发作程度明显减轻，感双上肢仍略微麻木，四肢远端力量略改善，体温控制好。

三、诊疗思路分析

患者四肢肌力差、肌张力高，双侧Babinski征、Hoffman征阳性，首先进行定位诊断，定位于双侧锥体束颈膨大以上，颈部以下关节振动觉减退、痛觉过敏，定位于颈髓后索以上，结合颈髓磁共振综合定位于C2～7。结合该患者为老年女性，表现为四肢麻木无力，伴大小便障碍及痛性痉挛发作，颈髓磁共振提示C2～7异常信号，首先考虑多发性硬化可能，但此病病变节段多不超过脊髓2个节段，该患者为脊髓长节段受损，且年龄偏大为不支持点。该患者无视神经受累症状排除视神经脊髓炎，该患者仅有脊髓症状，颅内无病灶，且症状相对轻，暂不考虑急性播散性脑脊髓炎。故认为该患者颈髓病变，特发性炎症性脱髓鞘病变可能性大。

通过对高利教授诊治特发性炎性脱髓鞘处方的分析，核心组方为黄芪、桂枝、赤芍、白芍、甘草、葛根、伸筋草、丝瓜络、蜈蚣、鸡血藤。《神农本草经》记载芍药具有"除血痹……益气"功效，白、赤二芍同出一物，《本草经集注》始有赤白之分，各有偏向，白芍入肝、脾二经而功偏养血敛阴，赤芍入肝经而偏活血清热，两者合而为用，以增其效而守其功；甘草则有"坚筋骨，长肌肉，倍力"之效，《日华子本草》言其"补五劳七伤，一切虚损"。《神农本草经》言葛根可治"诸痹"，且有"其阴气"之效，其性向上向外而能输布津液，气血活而诸痹愈。伸筋草、丝瓜络为祛湿通络之属；蜈蚣、鸡血藤为活血蹿络之品；三棱、莪术则为行气活血常用药对。全方共奏补气活血、祛湿通络之功。

高利教授认为，治疗IIDDs需以证候为核心，将西医辨病与中医辨证相结合，在整体观念指导下辨证施治，根据患者体质及所处的不同疾病分期进行辨证，加减化裁，调理人体气血、阴阳或脏腑偏盛偏衰的状况。通过全方位、多靶点调整提高患者的生活质量，充分体现中西医结合治疗的优势，为临床此类罕见病诊断和治疗提供了诊疗思路。

第四节
颈椎病（脊髓神经根型）

颈椎病（cervical spondylosis）是由颈椎长期劳损、骨质增生或椎间盘脱出、韧带增厚，导致经脊髓、神经根、椎动脉受压、交感神经受到刺激，产生的一系列临床综合征。随着生活方式的改变，颈椎病的患病率不断上升，且呈现年轻化的趋势。21世纪初，世界卫生组织公布的"全球十大顽症"中，颈椎病名列第二；中国医学研究院统计数据显示我国门诊体检人群颈椎病检出率高达64.52%。神经内科常见神经根型、交感神经型、椎动脉型、脊髓型。从临床症状上看，轻则颈部僵硬疼痛、上肢麻木疼痛、肌肉萎缩，重则头晕、心悸，甚至四肢瘫痪和大小便障碍。结合颈部X线、CT、核磁共振检查、经颅多普勒等检查，不难诊断。西医治疗方式有手术治疗和药物治疗（止痛药、肌松药、非甾体消炎药、营养神经药），但手术治疗也不能完全解除不适症状，由于个体差异，也不存在适用于每个人都有效的药物。

一、辨证论治

中医没有颈椎病的病名，根据症状属于落枕、痹证、痿证、眩晕等范畴。中医学认为颈椎病病因主要为"肝肾亏虚是根本，风寒湿三邪侵袭为标"，即"不通则痛，不荣则痛"。《素问·痹论》谓："风寒湿三气杂至，合而为痹也。其风气胜者为行痹，寒气胜者为痛痹，湿气胜者为著痹。所谓痹者，各以其时重感于风寒湿之气也。"《诸病源候论》认为痹证"由体虚，腠理开，风邪在于筋故也。邪客于足太阳之络，令人肩背拘急也"。常见辨证分型有寒湿痹阻、痰瘀阻络、气血两虚、脾肾亏虚型。但临床更常见的虚实夹杂、证候相兼的情况，绝不可以拘泥于固定的辨证分型，生搬硬套、持方待病。

中医治疗颈椎病有很多方法，应针药并用、内服外敷、牵引按摩。现代药理学研究显示，黄芪、当归、葛根、川芎、牛膝等中药，桂枝加葛根汤等方剂可以减轻炎症反应、改善局部血液循环、解除肌肉痉挛，疗效可靠。宣武医院神经内科中西医结合专业组治疗颈椎病经验丰富，西医明确诊断与中医辨证相结合，更是取得了可喜的疗效。此患者为脊髓型，病程长达9年，四肢无力疼痛，已经做过手术，但仍然不能完全缓解，治疗十分困难，不能再做手术，而且营养神经西药效果不好。通过辨证应用中药，达到了满意的疗效。

二、典型病例

患者李某，男，58岁，主因"左足无力9年，间断四肢疼痛6个月"于2020年4月16日在宣武医院门诊首诊。9年前发现左足僵硬，勾脚无力，容易绊倒。骨科诊断为颈椎病脊髓型，手术治疗后左足无力有部分改善。6个月前双大腿肌肉僵痛，左侧较右侧严重，服用维生素 B_1、甲钴胺数月，效果不佳。现平地行走50多米即感觉下肢无力，全身不固定部位肉跳抽筋现象，双肩因疼痛穿套头衫困难，久坐久立后腰酸，双膝以下发凉。平素胃怕凉，长期便秘。

既往：有颈椎病，腰椎病，饮酒史。

查体：血压120/76mmHg，脉搏84次/分，呼吸17次/分。内科查体无异常。无舌肌萎缩和束颤，左足背屈肌力4级，余肢体肌力5级，双上肢腱反射（＋），下肢腱反射（＋＋＋），双侧Babinski征（＋），针刺觉对称正常，共济稳准。颈神经根压痛。

辅助检查：甲状腺功能、肿瘤标记物、血沉、风湿3项、免疫5项检查正常。

血生化检查除了LDL 3.24稍高之外，余正常。颈MRI（2020-4-20）检查示颈4～5椎体水平脊髓萎缩，颈3～4、颈5～6间盘水平髓内缺血性改变（图4-4）。

西医诊断：颈椎病（脊髓神经根型）。

中医辨证：寒湿痹痛，肾精不足。

处方：巴氯芬1片，口服，1日3次。

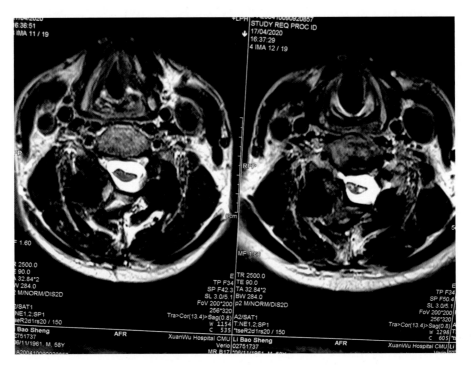

图4-4　颈MRI：颈4～5椎体水平脊髓萎缩，颈3～4、
颈5～6间盘水平髓内缺血性改变

2020年4月23日：服巴氯芬后病情无好转。追问患者年轻时在寒湿环境工作，舌淡，中部有纵裂，苔腻根厚，舌底络瘀，脉沉细。辨证：脾肾阳虚，痰瘀阻络。治法：温补升阳，温经通络。选方：八味肾气合肾着汤化裁。用药如下：熟地黄20g，山药15g，茯苓30g，山萸肉15g，肉桂3g，泽泻12g，附子10g，牡丹皮15g，杜仲15g，炙甘草10g，生白术15g，干姜8g，狗脊12g，葛根30g，桑寄生10g，红景天10g。14剂，水煎服。

2020年5月7日：双肩疼痛显著改60%，双膝不凉了，平卧时肉跳消失，便秘好转。舌淡，苔腻根厚，舌底络瘀，脉沉细。守方如前。

2020年5月21日：诉5月9日、19日感觉完全正常，无任何不适。现能行走100m，腿不凉了，仍腰酸痛无力，腻苔渐化。原方加威灵仙、鸡血藤。

2020年6月19日：四肢疼痛持续好转，胃也不凉了，双肩疼痛消失，能轻松穿脱套头衫；腰酸痛缓解。诉常年反复牙周炎，服用甲硝唑以及黄连上清丸等清热解毒中成药都效果不佳，希望能同时治疗。舌体中部有纵裂沟，苔薄白，脉涩。考虑虚火上炎，处方：原方基础上加封髓丹化裁。用药：熟地黄30g，山药15g，茯苓30g，山萸肉15g，肉桂5g，泽泻12g，附子10g，牡丹皮15g，杜仲15g，砂仁10g，炙甘草12g，龟甲15g，黄柏8g，红景天10g，桑寄生12g，威灵仙10g，鸡血藤30g。复方地龙胶囊2粒，口服，1日3次。

2020年7月3日：肢体疼痛仅偶尔发生，牙周炎亦未再发生。舌苔薄黄，中裂轻，脉细。处以中成药巩固：强力天麻杜仲胶囊，活血通脉胶囊。

2020年7月31日：肌肉疼痛完全缓解，平地能走3000m，牙周炎仅偶有发作。现主要不适是腰两侧肌肉酸痛，左侧髋关节针刺样锐痛。继续服用强力天麻杜仲胶囊，活血通脉胶囊。

三、诊疗思路分析

此老年男性患者，年轻时因重体力劳动造成颈椎、腰椎严重劳损，颈神经根刺激症状造成双肩疼痛，并出现下肢无力，病理征阳性，故诊断颈椎病脊髓型明确。由于颈椎管严重狭窄压迫脊髓，缺血明显，曾行椎管减压术。术后减轻了脊髓缺血继续恶化的进程，但是并不能解决所有的症状，双肩因神经根性疼痛功能严重受限，下肢由于锥体束损害造成的肌张力增高活动不灵活，生活质量并未得到显著改善。

初诊时以巴氯芬减轻肌张力效果不好，故二诊时决定辨证使用中药治疗。腰为肾之府，久坐久立后腰酸，双膝以下发凉，长期便秘，责之肾阳虚衰；肌肉不固定部位肉跳，为下运动神经元受损造成的肌束震颤，中医考虑为寒水泛溢所致；上肢疼痛部位固定不宜、髋关节刺痛，考虑为瘀血阻络；舌淡，苔腻根厚，舌底络瘀，脉沉细，支持本虚标实、虚实互见、痰湿血瘀的病理机制。中医辨证追究病因，得知患者年轻时在寒湿环境工作多年，腰部以下沉重发凉，考虑寒湿外侵、着于肾府的病机。经过长期针对痰湿阻络的治疗，第一总以温化为法，第二不能见痰祛痰，没有考虑肾阳的鼓舞和增强脾的运化能力，痰饮很有可能随化随生。故选用八味肾气合甘姜苓术汤（肾着汤）从脾肾两脏入手来温补肾阳，温化寒湿。八味肾气丸是经典的温补肾阳的方剂，而肾着汤出自《金匮要略·五脏风寒积聚病脉证并治》，主要用于太阴虚寒兼有饮之证，临床常见小便急、频、痛等，或者腰部怕冷，胃脘怕冷等症状；大便情况可见先干后溏或者偏溏等。因为太阴虚寒，可以引起排便次数减少或者增多。方证对应，14天复诊时，效果已经十分显著，双肩疼痛显著改善60%，双膝不凉了，平卧时肉跳消失，便秘也有好转。

中医治疗疾病，注重整体观念，患者要求治疗牙周炎，牙周炎长期反复发作给患者带来极大痛苦。从中医角度看，此患者的牙周炎与肢体疼痛具有共同的病理基础，即肾阳虚衰，为虚火上炎，所以使用清热解毒药物无效且会败坏中焦阳气，潜阳封髓丹源自郑钦安的潜阳丹合封髓丹，潜阳丹由砂仁、附子、龟甲、甘草组成，而封髓丹由砂仁、甘草和黄柏组成。适合上热下寒的人群，常见上有咽炎、咽痛、齿龈发炎等热性症状，同时有下肢畏寒怕冷、腰膝酸软等肾阳不足的表现。

活血化瘀贯彻治疗的始终，可以改善微循环和局部的炎性反应，对改善疼痛有确切疗效。后期病情稳定阶段，汤药改为服用方便的中成药巩固，如复方地龙、活血通脉胶囊。

总而言之，此患者治疗的成功，得益于西医诊断明确，同时采取了个体化中西医结合治疗。中医必须四诊合参，尤其是问诊，仔细询问病史对于发现寒湿病因很重要，详细了解伴发症状是中医辨证的重要依据。以患者为中心，对于西药治疗困难的病例，要转换思路，应用中医药往往可以发挥满意效果。

第五章

CHAPTER
FIVE

神经免疫疾病诊疗思路与临证实录

第一节
原发性中枢神经系统血管炎

原发性中枢神经系统血管炎（primary angiitis of the central nervous system，PACNS）是一种主要局限于大脑和脊髓的罕见且严重的免疫性疾病，可以表现为局灶性或弥漫性神经系统症状。PACNS的病因及发病机制尚不完全清楚，目前比较认可的是病原微生物感染以及患者自身免疫异常。另外，长期吸烟、相关服药史（如烟碱、咖啡因、麻黄碱、避孕药等）也可能与该病的发生有关。由于本病病理改变的多样性，其临床表现也较复杂。该病可以发生于任何年龄，以中年男性最为多见，儿童少见。临床表现主要包括头痛、脑血管意外、脑病表现、脊髓病变症状以及视神经损害等。虽然上述症状不具特异性，但是如果患者反复发作的头痛、多次发生的卒中以及视觉障碍等在同一时间内出现，而又无其他病因可以解释时，应考虑PACNS的可能。

几乎所有的PACNS患者均存在MRI检查结果异常，不足5%的PACNS患者影像学可能表现为孤立性的占位性病变，并伴有经病理检查证实的血管炎，PACNS患者的脊髓受累相对少见。脑血管造影结果可表现为节段性狭窄、扩张和阻塞以及受累血管区的缺血改变，亦可表现为动脉串珠样改变和动脉瘤形成。脑脊液检查：在经病理证实的患者中CSF检查异常者占80%～90%。常见表现为蛋白水平轻微升高及淋巴细胞数增加，一些患者也可出现IgG合成率增加及寡克隆区带阳性，需要排除感染和肿瘤。

目前西医治疗主要是激素和免疫抑制剂的使用，由于PACNS是一组异质性疾病，应针对具体类型进行个体化治疗。根据病情严重程度及病变不同时期，选择不同剂量的激素及免疫抑制剂。有研究认为肿瘤坏死因子拮抗剂或利妥昔单抗等生物制剂可以改善临床症状，但不建议单独使用或将其作为新发PACNS的一线治疗药物及激素的附加治疗手段。

一、辨证论治

根据原发性中枢神经系统血管炎的临床表现，可将其归属于中医学的"中风""头痛""痿证"等范畴。

《医经溯洄集·中风辨》云："故中风者，非外来之风邪，乃本气自病也。凡人年逾四旬之际，或因忧喜怒伤其气者，多有此疾。"《素问·通评虚实论》曰："凡治消瘅、仆击偏枯、痿厥，气满发逆，甘肥贵人则高粱之疾也。"《丹溪心法》中说："东南之人，多是湿土生痰，痰生热，热生风也。"王清任《医林改错》言："元气既虚，必不能达于血管，血管无气，必停留而瘀。""若元气一亏，经络自然空……无气则不能动，不能动，名曰半身不遂。"可见，中风的发生发展均与气虚、痰湿、血瘀等密切相关。

高利教授认为PACNS的主要病机是本虚标实，以脾肾不足为本，痰湿、痰热、瘀阻为标。治疗上应标本兼治，以健脾补肾、清热化痰、活血通络为主要治法。

PACNS典型的病理改变是原发的血管通透性损害以及破坏性的炎症反应，高利教授认为这种炎症反应，是"痰热证"的表现，中药以清热化热为主，选用具有清热解毒、抗炎、调节免疫的药物为主。黄连、白花蛇舌草、半枝莲具有清热解毒、抗炎的作用；土茯苓、猪苓、茯苓有很好的调节免疫作用，早期使用可以很好地抑制免疫反应，抗炎，减少炎性物质的渗出。大黄具有"下瘀血、破癥瘕积聚、留饮宿食、荡涤肠胃、推陈致新、通利水谷、调中化食以及安和五脏"功效，其有效成分能抑制炎症细胞因子的产生和释放，具有抗菌消炎的功效。

PACNS 的病机以本虚为主，主要是脾肾亏虚，治疗应以健脾补肾为主。黄芪具有益气作用，药理学研究发现黄芪具有提高免疫力、改善物质代谢的作用。生白术、陈皮、甘草能协助黄芪起到健脾益气之功。PACNS 造成的多发脑血管狭窄可以导致认知障碍，中医认为"肾主骨生髓，脑为髓海"，髓海不足表现为认知功能下降，故在治疗中应用补肾生髓药物，包括菟丝子、桑螵蛸、桑寄生。通过早期的治疗，随着炎症反应的控制，痰热证的证候逐渐减少，后期再加用具有活血通络、改善循环的路路通、丝瓜络之类的药物。

二、典型病例

患者李某，女性，46 岁，主因"反复发作性双下肢无力 8 月余"入院。

现病史：患者 8 个月前头晕后突发出现双下肢无力，行走不稳，以左侧肢体明显，无麻木，外院行头颅 MRI 可见脑内多发点状梗死灶，肌电图示周围神经损害、累及髓鞘，考虑为"脑梗死"，经治疗后可自行行走、上楼，但双下肢仍略有无力感。7 个半月前出现大小便困难，大便秘结，小便急，行脊髓 MRI 示胸椎退行性病变，下胸段脊髓后部表现略增多血管影，AVF 不能除外，肌电图示右侧下肢 SEP 异常，考虑为"血管炎、胸髓病变"，给予激素治疗后大小便症状好转，双下肢无力无明显变化。7 个月前出现言语欠流利、反应慢、无法写字、记忆力减退、计算力下降等症状，双下肢无力较前加重，仍可自行行走，走路欠稳，无法跳动。并逐渐出现发热、双下肢无力加重，体温最高 38.5℃，头颅 MRI 示急性脑梗死、左侧小脑腔隙性梗死，考虑为"脑血管病"，停用激素。6 月前在外院住院期间突然出现右侧肢体无力，仅能抬离床面，复查头颅 MRI 示胼胝体压部、小脑蚓部、左侧小脑半球及双侧大脑半球见多发性梗死，双侧大脑半球脑白质缺血变性灶。住院期间有间断发热，最高体温 38.5℃，考虑为"中枢神经系统血管炎、脑梗死"，给予降颅压、改善循环、降脂、抗感染、激素联合甲氨蝶呤，患者病情未见明显好转出院。3 个月前双下肢无力逐渐加重，走路距离近，上楼需搀扶，头颅 MRI 示新发梗死灶。经治疗后无力有好转，上下楼仍感无力。2 月前患者双下肢无力逐渐加重伴有麻木，自行行走不稳需搀扶，为求进一步治疗入院。

既往史：哮喘病史15年。内耳性眩晕1年余。双眼视物模糊病史1年余。

入院查体：神清，言语欠流利，记忆力、计算力稍差，颅神经未见异常，双上肢肌力5级，双下肢肌力3级，双侧病理征（＋），双侧踝阵挛（＋），双侧胸T10以下痛觉减退，双侧音叉振动觉减退，右侧指鼻、轮替差，左侧指鼻、轮替稍差，跟膝胫不合作，脑膜刺激征阴性。中医四诊：少神、面色萎黄、口气重，尿色黄味大，大便干结，2~3日一次，舌苔中后部黄润偏厚，舌体胖大，有齿痕，舌质暗淡，舌下经脉迂曲2分，脉弦细。

辅助检查：

头颅MRI+ MRA（外院）：急性腔隙性脑梗死（双侧），MRA未见明显异常。

肌电图（外院）：周围神经损害，累及脊髓。

脑脊液（外院）：外观无色透明，单核细胞25×10^6/L，多核细胞4×10^6/L，潘氏试验阴性。ADA 1.9U/L，葡萄糖5.4mmol/L，氯128mmol/L，蛋白定量0.38g/L。抗NMO、AQP4抗体、免疫球蛋白、OB、TORCH、ANCA、结核杆菌DNA定量结果均为阴性。JC病毒、EB病毒、单疱I型结果为阴性。

免疫球蛋白（血清）：IgA 4.85g/L，IgG 10.5g/L，IgM 0.89g/L，IgE 96.8IU/mL。

胸部CT（外院）：左肺下叶多发纤维灶。

头颅MRI（外院）：急性脑梗死（双侧、多发），左侧小脑腔隙性梗死。

头颅SWI（外院）：左侧额叶近皮层少许陈旧性出血，左侧额叶、枕叶高信号。

头颅MRI（外院）：胼胝体压部、小脑蚓部、左侧小脑半球及双侧大脑半球见多发性梗死灶，双侧大脑半球脑白质缺血变性灶。

眼底造影（外院）：大致正常眼底。

入院后粪便常规、糖化血红蛋白、叶酸、维生素B_{12}、甲状腺功能、抗ds-DNA抗体、抗ANCA、抗中性粒细胞胞浆抗体、抗核抗体谱、抗心磷脂抗体、抗β_2-糖蛋白1抗体、乙肝五项、肿瘤标志物、风湿三项结果均正常。

血常规：WBC 11.01×10^9/L，RBC 3.93×10^{12}/L，HGB 87g/L，HCT 30%。

血沉：53mm/h；C反应蛋白：8.89mg/L。

凝血四项+D-二聚体：纤维蛋白原4.76g/L。

生化全项：乳酸脱氢酶351IU/L，肌酸激酶17IU/L，α-羟丁酸脱氢酶232IU/L，尿酸133μmol/L，总胆固醇2.57mmol/L，低密度脂蛋白1.62mmol/L。

脑脊液常规：无色透明，细胞总数$1×10^6$/L，白细胞计数$1×10^6$/L。

脑脊液生化：Glu 59.04mg/dL，Cl 125mmol/L，Pro 49mg/dL。

脑脊液免疫球蛋白：IgA 1.16mg/dL，IgG 4.0mg/dL，IgM 0.07mg/dL。

脑脊液脱髓鞘、副肿瘤（血+脑脊液）抗体阴性。TORCH10项、24小时IgG鞘内合成率（血+脑脊液）结果未见异常。

脑脊液涂片：未找见细菌、隐球菌、抗酸杆菌。

抗莱姆病抗体（血+脑脊液）：阴性。

头颅MRI平扫+增强：左侧小脑球、左侧颞叶及额叶皮层新发梗死灶，双侧额顶叶皮层下、双侧半卵圆中心脑梗死恢复期可能，脑内多发腔隙性脑梗死、软化灶，脑白质变性。

治疗思路：入院后考虑原发性中枢神经系统血管炎可能性大，给予营养神经、抗自由基、活血化瘀等治疗，考虑院前已行激素治疗，经会诊中心专家会诊后建议用丙球冲击治疗。

高利教授认为从药性的角度来讲，激素性偏热，在使用过程中会使热证更加明显。本例患者入院后经四诊和参，辨证为脾肾亏虚，痰热瘀阻，治疗以健脾补肾、清热化痰为主。考虑患者在入院前曾给予激素治疗，清热解毒药物需多用。具体方药如下：土茯苓30g，半枝莲20g，白花蛇舌草15g，黄连片9g，连翘12g，生黄芪15g，炙甘草30g，菟丝子30g，桑螵蛸30g，桑寄生30g，蜈蚣2条，路路通15g，伸筋草20g，赤芍15g，生大黄5g，生白术15g，猪苓15g，陈皮9g，益智仁12g，茯苓30g。7剂，水煎服，日1剂，早晚各1次温服。

服药7剂后，患者反应较前灵敏，双下肢较前有力，诉口干、口腔溃疡。面色略红润，口臭较前明显减轻，大便日一次，质软。舌苔中厚部薄黄润，体胖大，有齿痕，舌下经脉迂曲1.5分。结合患者伴有的口干、口腔溃疡及舌脉辨证为兼有阴虚内热，加用具有滋阴清热的连翘、麦冬、玄参。方药如下：半枝莲20g，土茯苓20g，麦冬15g，黄连10g，连翘12g，炙甘草20g，玄参30g，丝瓜络20g，菟丝子30g，桑寄生30g，生大黄5g，冰片0.1g。7剂，水煎服，日1剂，早晚各1次温服。

服药7剂后，患者进一步好转，双下肢无力大致同前，口干及口腔溃疡好转，寐可，饮食可，二便调。舌苔薄白略黄润，舌体胖大，有齿痕（齿痕较前减少），舌下经脉迂曲1.5分。后患者病情好转出院。

三、诊疗思路与临证实录

高利教授认为PACNS的主要病机是本虚标实，脾肾不足为本，痰湿、痰热、瘀阻为标。治疗应标本兼治，以健脾补肾、清热化痰、活血通络为主。

PACNS典型的病理改变是原发的血管通透性损害以及破坏性的炎性反应。高利教授认为这种炎性反应相当于中医的"痰热证"，治疗以清热化痰为主，且此类患者通常在院外已经接受激素治疗，激素可进一步加重痰热证候，因此，常选用具有清热解毒、抗炎、调节免疫的药物为主。黄连、白花蛇舌草、半枝莲具有清热解毒、抗炎的作用。土茯苓、猪苓、茯苓有很好的免疫调节作用，早期使用可调节免疫反应、抗炎、减少炎性物质的渗出，从而改善血管的通透性，起到保护血管的作用。

《难经·八难》说："气者，人之根本也。"说明气对人体有非常重要的作用。"气为血之帅，血为气之母"，气有推动、温煦、防御、固摄、气化的作用。PACNS的病机以本虚为主，主要是脾肾亏虚，治疗以健脾补肾为主。黄芪是补气要药，药理学研究发现黄芪具有提高免疫力、改善物质代谢作用。生白术、陈皮、甘草等可协助黄芪起健脾益气之功。

大黄具有"下瘀血、破癥瘕积聚、留饮宿食、荡涤肠胃、推陈致新、通利水谷、调中化食以及安和五脏"的功效，其有效成分能抑制炎症细胞因子的产生和释放，具有抗菌消炎的作用。多数PACNS患者在病程进展过程中伴有便秘，使用大黄泄热通便，使浊气有出路，可引痰浊之邪外出。

PACNS造成的多发脑血管狭窄，是引起认知障碍的重要原因。中医认为"肾主骨生髓，脑为髓海"，髓海不足则表现为认知功能下降，故在治疗中应酌情使用补肾生髓药物，如菟丝子、桑螵蛸、桑寄生。

通过早期的治疗，随着炎症反应的控制，痰热证相关症状减轻，可适当减少清热解毒药物的使用，酌情加入滋阴、活血通络、改善循环的麦冬、玄参、路路通、丝瓜络之类的药物，这类药物药理学证实亦具有较好的调节免疫作用。

因此，高利教授对PACNS的中西医结合诊治方法充分体现了中西医优势互补对疾病治疗的重要作用，为该病的诊治提供了较好的思路。

第二节

多发性硬化

　　多发性硬化（multiple sclerosis，MS）是中枢神经系统免疫性炎性脱髓鞘疾病，临床上时间多发性和空间多发性是其主要特征。一般表现为慢性或亚急性发病，少数为急性发病，病变累及部位主要是大脑半球白质、脊髓以及视神经等，对小脑和脑干部位也会累及。首发症状为肢体无力、感觉异常、视力障碍、小脑失平衡、眩晕、眼球运动障碍、构音障碍等。

　　目前具体病因尚未明确，近年在MS治疗方面取得了很大进展，有效地降低了MS的致残率与复发率。急性期治疗以减轻症状、尽快改善残疾程度为主；缓解期治疗主要为疾病修正治疗，以降低复发率、减少脑组织和脊髓病灶数目、延缓疾病进程，以及提高患者生活质量为主。急性期首选激素治疗，如果激素治疗效果不满意或不能耐受其不良反应，可以加用免疫抑制剂，或者大剂量静脉注射免疫球蛋白和（或）血浆置换疗法。在缓解期治疗方面，2018版专家共识更新了目前国际上已批准上市的13种疾病修正治疗药物，并修订了符合我国国情的药物治疗推荐方案。对于已确诊的复发型MS患者可给予特立氟胺治疗。另外，注射用重组人β1b干扰素是中国食品药品监督管理局批准上市的另一种疾病修正治疗药物。此外，新版共识还推荐已确诊的复发型MS患者可给予阿仑珠单抗治疗。

　　MS的病因仍属不明，西医无特效治疗方法。国内外主要采用激素及免疫抑制剂治疗MS，早期用药多能缓解，但在激素减量或停药后病情又有复发，且毒副作用较多。其他治疗方法如血浆置换、使用免疫球蛋白、造血干细胞移植等价格昂贵，临床上还没有完全推广。

一、辨证论治

中医古籍中没有多发性硬化的病名，根据临床症状可将其归属于"中风""痿证""痹证""视瞻昏渺""视歧""眩晕"等范畴。高利教授认为MS的主要病机是本虚标实，本虚以肝、脾、肾为主，核心在肾。因为多发性硬化的病灶在脑和脊髓，中医学认为，肾主骨生髓，髓汇于脊柱成脊髓，汇于脑窍为脑髓。标实以风、寒、湿、痰、热、瘀为主。《黄帝内经》曰："邪之所凑，其气必虚。"在正气不足的情况下，外邪侵入机体，导致脉络阻滞，气血不畅，使五脏、筋骨、肌肉、皮肤等失于濡养，出现头痛、头晕、视力障碍、耳鸣、手足麻木、软弱无力甚至瘫痪、疲乏、肢体无力、感觉异常、共济失调及膀胱或者直肠功能障碍等。

治疗上采用"急则治其标，缓则治其本"的原则，急性期采用清热利湿、疏肝解郁、化痰祛瘀等方法，缓解期主要采用补脾益气、滋肾养肝、培元固本、活血益气、养阴生津等方法，以恢复人体正气，防止复发。

二、典型病例

患者牟某，女性，45岁，主因"间断视物不清20年，反复左侧肢体麻木无力1年"入院。

现病史：患者于20年前无明显诱因出现双眼视力逐渐下降，右眼明显，未重视。半年后视力明显减退，矫正后测视力0.2左右，在北京协和医院诊断"视神经萎缩"，给予强的松150mg（30片）起始量口服，每周减量20mg（4片），减至10mg（2片）时维持，总疗程3个月余，患者视力逐渐好转，但未完全恢复正常。后经中药治疗1年后，视力基本恢复正常。4年前患者迁入新居（新装修不久）后，再次出现双眼视力逐渐下降，右眼明显，伴发作性右眼看到颜色鲜亮的小光团，持续不足1分钟即消失，每天发作1~2次，逐渐加重，渐频繁，有时伴头晕恶心，未予特殊诊治。3年前患者在频繁出现右眼异常光团后出现发作性四肢抽搐，表现为双眼上翻、牙关紧闭、四肢屈曲抖动，伴意识丧失，无大小便失禁，持续1分钟左右停止，5~10分钟发作一次，发作后意识模糊，急送当地医院抢救治疗（具体不详），3天后患者意识恢复，仍视物不清，伴有幻觉及反应迟钝，行走不稳，1个月后好转出院，遗留视物不清，未再发作抽搐。1年前患者无明显诱因出现左侧肢体麻木无力，逐渐加重至不能行走，伴头晕、言语不清，当地诊断"急性脑梗死"，经治后遗留左侧肢体活动欠灵活，行走略左偏。6个月前患者无明显诱因再次出现左侧肢体麻木无力，当地医院按脑血管病治疗1周后好转，遗留左侧肢体轻度功能障碍，不影响日常生活。3个月前患者出现左侧头痛，颞部明显，呈持续性胀痛，伴不能认字、不能说出熟悉物体的名称，能认识家人但不能说出其姓名，反应迟钝、计算力减退，同时视物不清加重伴复视，再次就诊于当地医院，考虑"多发性硬化"，给予地塞米松10mg/d起始量静脉滴注，每3天减量2.5mg，症状逐渐好转出院，继续口服强的松35mg/d，5天减量1片至停药，自觉左侧肢体活动基本恢复正常，双眼视力亦较前好转，遗留左侧肢体烧灼感，伴头昏，记忆力略减退，情绪欠稳定。为求进一步治疗收入院。

既往史：3岁时患肠梗阻，经保守治疗后好转；17岁时患单纯性甲状腺肿。否认其他病史。

体格检查：血压120/70mmHg，神志清楚，言语流利，理解力、定向力、计算力尚可，记忆力减退。双眼视力粗测下降，余颅神经查体结果为阴性。四肢肌力Ⅴ级，四肢肌张力正常，四肢腱反射活跃，双侧Babinski征阳性。双侧深浅感觉对称正常。双侧指鼻、跟膝胫试验稳准。脑膜刺激征阴性。中医四诊：少神，头发花白，面色萎黄少华，鼻头色白，体型匀称，呼吸自然，语声低微，舌质暗紫，舌苔白，中间略黄，少津，脉沉细。

辅助检查：

头颅MRI平扫+弥散（外院，图5-1）：左侧颞叶大片状长T1长T2信号，T2 flair及弥散相高信号。右侧基底节区腔隙性软化灶。

诱发电位（宣武医院）：①VEP右侧P100波形分化不良（视力减弱），余未见异常；②BAEP右侧Ⅴ波未引出肯定波形，左侧未见异常；③SEP左上肢各波未见异常，左下肢皮层未引出肯定波形，余未见异常。提示中枢性传导异常。

肌电图（宣武医院，图5-2）：右侧胫神经感觉传导未引出肯定波形，腓浅神经感觉传导波幅较对侧减低，余所检神经未见异常。

脑脊液化验（宣武医院）：压力140mmH$_2$O，脑脊液常规、生化、细胞学、涂片找菌、副肿瘤抗体、自免脑抗体、脱髓鞘相关抗体未见异常。

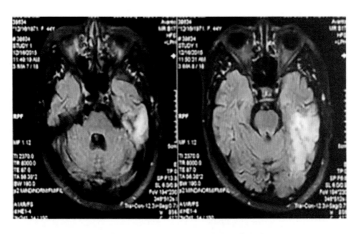

图 5-1　患者头颅 MRI 影像及舌像

Motor Nerve Conduction:

Nerve and Site	Latency ms	Amplitude mV	Segment	LatDiff ms	Distance mm	CV m/s
Tibial.R						
Ankle	3.3	25.76	Ankle-Popliteal fossa	7.9	350	44
Popliteal fossa	11.2	20.89				
Peroneal.R						
Ankle	3.0	6.253	Ankle-Fibula (head)	6.2	280	45
Fibula (head)	9.2	5.355				
Tibial.L						
Ankle	4.0	21.95	Ankle-Popliteal fossa	7.0	300	43
Popliteal fossa	11.0	20.37				
Peroneal.L						
Ankle	3.6	8.053	Ankle-Fibula (head)	6.1	275	45
Fibula (head)	9.7	7.851				
Median.R						
Wrist	2.7	10.18	Wrist-Elbow	3.4	185	54
Elbow	6.1	10.02				
Ulnar.R						
Wrist	2.5	17.16	Wrist-Below elbow	3.8	275	72
Below elbow	6.3	16.45				

F-Wave Studies

Nerve	M-Latency	F-Latency(min)	F-Latency(mean)	F-%
Tibial.L	4.3	43.4	45.6	100.0

结论：右侧胫神经感觉传导未引出肯定波形，腓浅神经感觉传导波幅较对侧减低，余所检神经电生理检查未见异常。

图 5-2　患者肌电图报告

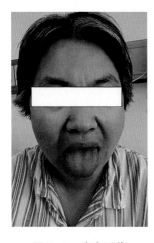

图 5-3　患者舌像

综合诊断中枢神经系统脱髓鞘性疾病多发性硬化可能性大。考虑患者入院前已接受激素治疗，入院后给予血栓通注射液改善循环，维生素 B_1、腺苷钴胺肌注营养神经，对症治疗。高利教授查房时，患者神清，精神差，周身乏力，诉头部昏沉感，视物模糊，左侧肢体烧灼感，急躁易怒，口苦咽干，寐可，纳差，小便可，大便干结，舌质暗紫，舌苔白（图 5-3），中间略黄，少津，脉沉细。辨证属脾肾亏虚，痰热内蕴，瘀血阻络。治以健脾补肾，清热化痰，活血通络。拟方如下：猪苓 10g，茯苓 30g，土茯苓

20g，白芷10g，菟丝子15g，桑寄生30g，半枝莲10g，连翘12g，黄连9g，川芎9g，泽兰10g，丝瓜络15g，生甘草9g，荷梗10g，柴胡9g，川楝子12g。7剂，水煎服，日1剂，早晚各1次温服。在服用中药过程中，高利教授给予患者食疗建议：三米汤（大米∶小米∶生薏苡仁=1∶2∶3）熬粥，一周2~3次；多吃白萝卜、熟蒜、熟萝卜。

经治疗后患者精神状态好转，情绪稳定，乏力缓解，无明显头部昏沉感，双眼视力较前略有所改善，左侧肢体烧灼感改善，口苦缓解，大便正常，每日一次黄色软便，好转出院。效不更方，继续服用2周，随访患者上述不适症状逐渐缓解，生活自理。

三、诊疗思路分析

MS是一种免疫介导的神经系统疾病。高利教授经过多年的临床实践，总结出猪苓、土茯苓、茯苓三味药合用具有较好的提高免疫力、调节免疫功能的作用。他在MS的治疗中使用此三味药的频率非常高。猪苓是常用药用真菌，味甘、淡、性平，归肾、膀胱经，功效利水渗湿。近年来通过对其有效成分药理作用及机制研究发现，猪苓有免疫调节作用。茯苓为多孔科卧孔菌属真菌茯苓的干燥菌核，有利尿渗湿、健脾宁心之功效。现代药理学研究证实其具有利尿、免疫调节、保肝、抗肿瘤、抗氧化、抗病毒等多种药理作用。土茯苓是百合科植物光叶菝葜的干燥根茎，具有解毒利湿、凉血解毒、祛风止痛的功效。现代研究证实土茯苓具有细胞免疫抑制作用，这一点对于临床治疗细胞免疫性疾病具有重要意义。

高利教授认为本病的发生发展多与胃肠道功能障碍或疾病有关。研究表明，胃肠道内的免疫细胞T细胞吞噬进入胃肠道的各种细菌与病毒，B细胞与M细胞产生大量免疫球蛋白，能阻抑病原微生物、溶解细菌、中和毒素、排除异体抗原。因此，胃肠道是人体最大的免疫系统，在该病的治疗中会使用一些具有调节肠道菌群作用的药物。白芷有解表散寒、祛风止痛、消肿排脓、生肌的功效，药理研究发现其具有抑制病原微生物、修复病变的作用。高利教授在方中使用白芷，取其消肿排脓、生肌之功效，意在其可以修复胃肠道病变，具有生肌长肉、修复胃肠道黏膜病变，并通过其排脓排浊之功效，以达到引邪气、浊气外出，起到引邪外出之效。

MS 多使用激素治疗，虽然激素本身具有消炎、抗免疫作用，但从中药药性上去分析，激素属于热性药物，在使用过程中会出现热证表现，比如兴奋、情绪激动、面色红润、手足心热、口干口苦、便秘、痤疮等。考虑到使用激素的副作用，在治疗过程中会加用一些具有清热解毒、抗炎作用的药物，比如黄连、连翘、半枝莲、马齿苋等。

因此，MS 的病机是"本虚标实"，本虚主要是脾肾亏虚，治法是健脾益气，补肾填髓，可选用黄芪、白术、甘草、菟丝子、桑寄生、金樱子等药物。在疾病的进展过程中，西药配合中药，中西医结合治疗能明显改善神经症状，提高免疫功能，减少激素和免疫抑制剂用量，延缓和阻止病情发展，降低复发，弥补了单纯西医治疗的不足。

第六章

感染中毒性疾病诊疗思路与临证实录

第一节

布氏杆菌病

布氏杆菌病（简称布病），又叫布鲁氏菌病、地中海弛张热、马耳他热、波状热，是由布鲁氏杆菌（简称布氏菌）引起的动物源性的人畜共患慢或急性传染病。临床表现主要为发热、头痛、体重下降、多汗、乏力、全身不适、关节肌肉疼痛、肝脾及淋巴结肿大等。布病病程在半年之内为急性期，超过半年者称为慢性期，也有部分患者不出现急性期表现而直接进入亚急性期或慢性期。

1886年美国医师 David Bruce 首先从马耳他岛死于"马耳他热"的士兵脾脏中分离出布鲁氏杆菌，明确了该病的病原体。中华人民共和国成立前就有布病流行，1905年 Boone 于重庆首次报告2例布病患者，此后相继在福建、河南、北京、内蒙古等地区发现布病患者及牲畜，并分离出布氏菌。目前布病在我国主要流行于内蒙古、吉林、黑龙江和新疆、西藏等牧区，其他各省亦均有病例发生。

布氏菌较少累及神经系统，其神经系统并发症的发生率为 1.7% ~ 10%。神经系统症状可以是布病局部损害的唯一表现，也可以是慢性布病系统症状之一。最常见的表现是脑膜炎、脑膜脑炎或脑脊髓膜炎，其典型神经系统症状是头痛，伴或不伴脑膜刺激征，在疾病发生早期即可出现，其他常见神经系统损伤包括周围神经病、多发神经根神经炎、脊髓炎、颅内血管病变导致短暂缺血发作、脑梗死、蛛网膜下腔出血、颅内静脉血栓等。

布病的发病机制目前尚不明确，大部分学者认为该病是自身免疫、变态反应、内分泌紊乱、免疫抑制以及免疫耐受等因素作用的结果。布氏菌进入中枢神经系统的具体机制亦不十分清楚，目前认为由于布氏菌对吞噬细胞或内皮细胞的侵犯，使布氏菌直接感染及通过内毒素引发的炎症免疫反应可导致神经系统损伤。

布病及其并发症可对肝、血液、脾、神经、生殖等多个脏器和系统造成损害，若治疗不及时则容易转化为慢性，严重影响患者生活质量。抗菌药物治疗对布病急性期有明确的疗效，但易产生耐药性，不易根治，复发率高，不良反应多，对亚急性期、慢性期以及合并有并发症的患者治疗效果欠佳。中西医结合的治疗方式对提高该病治疗成功率，降低复发率，减少并发症，缩短治疗周期，减少不良反应等可起到积极作用。

一、辨证论治

中医学文献中没有"布氏杆菌病"一词，但对布病相关症状有所描述。布氏杆菌病属"温病""疫病""虚损""痹证"等范畴，为机体感受疫疠之邪所致疾病，初期表现为外感症状，久而不愈，外邪迁延，耗伤正气，引起发热、关节痛及其他相关症状缠绵难愈。主要治则为祛邪和扶正，急性期以祛邪为主，兼以扶正，慢性期以扶正为主，兼以祛邪。

布病乃因感染疫疠之邪而起病，急性期属于外感病，急性期失治或误治可致病程迁延，成为慢性病变。疫疠毒邪夹杂风、寒、湿等邪气侵袭人体，外束肌表，营卫不和，正邪相争，可致发热；引起气血运行不畅，脉络不通，引发肌肉、关节疼痛；气滞血瘀，湿热毒蕴，可致肝脾、淋巴结肿大等。以感染风寒为主的布病常表现为关节游走性疼痛，而感染湿气为主的布病则表现为关节重痛、周身困倦、关节积液等。湿气侵犯为主的布病常难以治愈。湿性延绵不断，湿热结合，转为慢性。扶正祛邪、分期论治为本病的基本治疗法则。高利教授认为，布病临床表现多样，涉及多个脏器，应根据患者病情变化进行辨证论治。针对布病不同时期，证型较多，包括湿热内蕴型、肝肾不足型、瘀血阻络型、寒湿困脾型等，给予补益肝肾、清热除湿、祛瘀通络、温化寒湿等治疗。高利教授在治疗布病过程中，不论患者处于病程中的哪个阶段，都强调重视清热解毒利湿之法。

布病分急性期与慢性期，两期表现为不同的症状特点。急性期邪气实，正气不甚虚，表现为发热、头痛、肌肉酸痛等症状，邪气在表或半表半里。慢性期多为病程迁延，正气亏虚明显，邪气仍存，可出现乏力、全身不适、体重下降、多汗、淋巴结肿痛等症状。高利教授认为，急性期邪气较盛，正虚不明显或正虚邪实并存，治疗应根据患者体质及症状表现，祛邪为主，兼顾扶正，表证当分表寒表热论治，半表半里证当以和解少阳论治。湿热内盛，予泽兰、佩兰、土茯苓等清热化湿；热毒重者加黄连、黄芩、黄柏等苦寒之品。慢性期正气亏虚更为明显，邪气仍存，治疗以补虚为主，兼顾祛邪。治疗上加强补肝益肾、健脾补肺之力，可予生地黄、熟地黄、山萸肉、山药、桑寄生、菟丝子等，也可以选用左归丸或左归饮、六味地黄丸、健步虎潜丸等。高利教授多在扶其所虚、固护其本的基础上，根据不同的症状证候，灵活用药。气滞血瘀证予活血化瘀通窍法，常用通窍活血汤、血府逐瘀汤加减组方治疗；痰浊阻窍证治以化痰祛浊，醒脑开窍法，用洗心汤、导痰汤等加减。

二、典型病例

患者吴某，男，64岁，务农。主因"发热头痛3月余，双上肢疼痛无力2月余"于2012年7月9日以"肌无力待查"入院。患者于3个月前受凉后出现阵发性发热（体温最高37.5℃），发热无规律，发热时伴头痛，偏侧枕部疼痛，左右交替，中度疼痛，可忍受，不伴有恶心呕吐、视物模糊等症状。间断给予解热镇痛药物（具体不详），发热头痛未见好转。2个月前出现双肩疼痛，肢体及关节可自主活动，不伴关节肿胀，逐渐出现双上肢无力，勉强能上举过头，但持物不稳，伴有肌肉疼痛，无力感逐渐由近端向远端发展，无肉跳、无肌肉肿胀及肌肉萎缩。未予系统治疗，仍间断口服解热镇痛药。1个月前出现右下肢无力，但能独立行走，不伴有麻木疼痛。为求进一步诊治收住入院。患者自发病以来，神志清，精神差，饮食量少，睡眠二便无异常，体重下降3公斤，午后潮热。

既往史无特殊。生于北京大兴，曾久居北京，近期在内蒙古牧羊，负责小羊接生及日常喂养。父母身体健康，否认家族相关遗传病史。

查体：血压130/80mmHg，体温36.5℃。神清语利，精神萎靡，高级皮层功能检查正常。双瞳孔等大等圆，直径3mm，对光反应灵敏，眼动各项充分，双鼻唇沟对称，伸舌居中，无舌肌萎缩及束颤。双上肢远端肌力Ⅳ级，前臂伸肌肌力Ⅲ级，右手握力Ⅱ级，左手握力Ⅳ级，左下肢肌力Ⅳ+级，右下肢远端屈肌肌力Ⅱ级。四肢肌张力正常，腱反射（＋），双侧病理征（－），深浅感觉及共济检查未见明显异常。颈软，脑膜刺激征（－）。心肺查体无明显异常。

辅助检查：

血常规：白细胞 7.22×10^9/L，淋巴细胞19.7%，血红蛋白106g/L，HCT 31.8%，MCV 81.1fL，PLT 393×10^9/L，PCT 0.36%，MPV 9.1fL。

生化：ALP 173IU/L，GGT 111IU/L，总胆汁酸 13.2μmol/L，血糖 6.12mmol/L。

糖化血红蛋白：6.7%。

凝血四项：PT 132%，APTT 48.6s，Fib 5.99g/L，D–Dimmer 0.6mg/L。

甲功五项：甲状腺摄取率50.2%，TT3 0.59ng/mL、FT3 1.73pg/mL。

血沉：52mm/h。

免疫五项：类风湿因子 32.5IU/mL；C反应蛋白 7.98ng/dL。

抗核抗体（－）；结核分枝杆菌扩增荧光检测（－）；结核杆菌抗体实验（－）；布氏杆菌虎红实验（＋）；冷凝集实验（－）；肺炎支原体（－）。

淋巴超声：双锁骨上淋巴结可见。

腹部超声：肝略大、肝囊肿脾略大。

超声心动：二尖瓣反流（轻度）双室舒张功能减退。

胸部CT：右上肺后端微结节影，良性结节可能；双侧胸膜局限性增厚、黏连。

入院后高利主任查房，患者症见发热，午后热甚，头痛，肌肉酸痛，乏力，纳差，口苦，二便可，舌红苔薄黄腻，脉弦滑。四诊合参，辨证属肝胆湿热，病在少阳。治以和解少阳，清利湿热。拟方如下：柴胡9g，黄芩15g，法半夏9g，党参9g，生姜3片，大枣6g，泽兰10g，佩兰10g，炙甘草9g。7剂，水煎服，日1剂，早晚各1次温服。

患者服用中药后头痛、肌肉酸痛明显好转，发热有所好转，体温有逐渐降低趋势，之后转入感染科继续治疗。经过中西医结合干预治疗，患者病情逐渐平稳，3周后出院。

三、诊疗思路分析

该患者既往存在布氏杆菌宿主接触史，后出现发热，伴肌肉酸痛、肢体肌力减退、感觉障碍，结合病原学检查结果回报，布氏杆菌病诊断明确，属于布氏杆菌感染引起的神经病变，西药予多西环素联合依替米星抗感染、甲钴胺营养神经、舒血宁改善微循环，以及对症支持治疗，在西药治疗的同时予中医药辨证施治。

患者发热、头痛、肌肉酸痛、乏力、纳差、口苦、舌红苔薄黄腻、脉弦滑，属于病在少阳，予小柴胡汤加减治疗。小柴胡汤主治邪在半表半里之少阳病证，以和解少阳为主，兼补胃气，以祛邪为主，兼补正气，使邪气得解，胃气调和。方中加用泽兰、佩兰利湿清热，加强利湿之力。经中西医结合综合治疗后，发热、头痛、肌肉疼痛好转出院。该病治疗方法为中医药治疗布病提供了一定的科学依据。高利教授认为，治疗本病需辨病与辨证相结合，以证候为核心，通过望、闻、问、切所获得的综合信息诊断疾病，在整体观念指导下辨证施治，根据患者体质及所处的不同疾病分期进行辨证，加减化裁，调理人体气血、阴阳或脏腑偏盛偏衰的状况，通过全方位、多靶点调整提高患者的生活质量。

第二节
克雅病

克雅病（Creutzfeldt-Jakob disease，CJD）又称为亚急性海绵状脑病，是一种致命疾病，呈现快速渐进性痴呆，目前西医学尚无有效的治疗手段。高利教授结合临证经验与疾病特点，提出该病以肝肾不足为本、痰浊热毒为标的病机特点，在治疗上提出早期祛邪为主、中期攻补兼施、后期补虚兼祛邪的分期辨治理论，对改善该病临床症状、延缓疾病进程取得较好疗效。

CJD主要累及皮质、基底节和脊髓，是一种快速进展的可致死的中枢神经系统变性疾病，是人类最常见的朊蛋白病。该病较为罕见，发病率约为1/100万。1920年Creutzfeldt首次报道，1921年Jakob相继报道。近10年内我国监测的病例数量逐年增加。

CJD主要表现为皮层功能损伤、小脑功能障碍、脊髓前角损伤和锥体束受损等症状和体征，通常以进行性痴呆、肌阵挛、锥体束和锥体外系损伤等为临床表现。根据不同的病因，本病分为散发型、医源型、遗传型/家族型、变异型等四大类型，其中散发型最常见，占所有病例的80%~95%。散发型CJD好发年龄为60岁左右，潜伏期较长，15~40年不等，病程较短，多隐匿起病，快速进展，临床表现主要分为三期，各分期之间并无明显界限，平均生存期5个月左右，90%的患者在1年内死亡。

导致CJD的病原体是朊病毒（prion virus，PrPSC），感染后可使中枢神经细胞表面表达异常朊蛋白，后者沉积在脑组织内形成斑块，致使神经细胞死亡和星形胶质细胞增生而形成海绵状脑病。对于散发型CJD的传播途径目前尚不明确，其病理学表现为脑组织有海绵状空泡变性、淀粉斑块沉积和神经元丢失等，临床诊断主要依靠脑脊液中14-3-3蛋白测定阳性、脑电图典型的三相尖慢或棘慢波以及头颅核磁DWI上异常高信号即"飘带征"或"花边征"。本病确诊需依靠病理学脑组织活检发现海绵状变性和PrPSC。

CJD临床表现复杂且不典型，发病率低但病死率非常高，目前西医无特效治疗方法，临床主要给予对症支持治疗，如抗惊厥药、抗肌阵挛药、抗精神病药物、营养支持等及防治并发症如肺部感染、泌尿系感染、压疮等。中医药可针对其并发症进行有效改善。

一、辨证论治

中医古籍中并无CJD的病名记载，现代研究中多因其精神障碍、肌阵挛和意识障碍等症状表现，将其归为中医"痴呆""癫痫"等范畴。CJD的临床表现较为多样，初期表现为易疲劳、失眠、抑郁、记忆力减退等类似神经衰弱和抑郁症表现，可出现眩晕、头痛、共济失调等。中期主要表现为大脑皮质、锥体束、锥体外系、小脑受损的症状，此期约2/3的患者出现最具特征性的症状即肌阵挛。晚期出现昏迷、无动性缄默或去皮质状态，多因肺部感染或压疮而死亡。将CJD归为"痴呆""癫痫"论治具有一定局限性，应动态、全面、病证结合地去分析其内在病机及演变特点。高利教授经过治疗多例CJD患者后，总结出该病以肝肾不足为本，痰、浊、热、毒为标，证属本虚标实。肝肾不足，髓海失养，痰浊热毒，蒙蔽清窍，导致脑神清浊部分，灵机不运，发为该病。

（一）肾与CJD

脑为元神之府，灵机出于此。"肾主骨生髓"，"肾藏精，精舍志"。《灵枢·海论》云"髓海不足，脑转耳鸣，胫酸眩晕，目无所视，懈怠安卧"，认知功能减退的发生与髓海不足有密切关系。《素问·逆调论》言"肾不生，则髓不能满"，将上述认识更加深化，首次提出髓海空虚的根源在于肾虚不生。《医方集解》云："人之精与志皆藏于肾，肾精不足则志气衰，不上通于心，故迷惑善忘也。"陈士铎《辨证录》言"人有老年而健忘者，近事多不记忆，虽人述其前事。犹若茫然，此真健忘之极也，人以为心血之涸，谁知肾水之竭乎"，认为年老体弱，肾气亏虚不能生精化髓，髓海亏虚，脑失濡养则善忘。

（二）肝与CJD

张景岳把认知障碍的病因责之于情志，认为"此其逆气在心或肝胆之经，气有不清而然"。中医学认为肝主疏泄，又主藏血；肝脏体阴而用阳，生理特点以升发条达为顺。若患者素体肝郁，肝失调达之机，疏泄失常则气血失畅，惴怵思虑，可致抑郁、焦虑、烦躁等症；肝肾阴亏，肝阳上亢，肝风上扰，可见头晕、头痛；肝火内热，炼液成痰，痰热内盛进而生风，痰热、风阳上扰清窍，蒙蔽心神，可见肢体活动不利、行走不稳、抽搐、记忆力减退等症状。

（三）毒与CJD

王肯堂的《证治准绳》指出"有病癫人，专四七汤而愈，善痰为癫，气结痰故也"，认为痰浊是重要的致病因素。《金匮要略心典》认为："毒者，邪气蕴结不解之谓。"毒邪指内生之痰浊等病理产物，蕴积日久，转化成毒，对人体脏腑经络造成严重损害的致病因素，属内生之毒。脑为清灵之府，邪不可受，痰浊热毒上扰清窍，损伤脑络，可致脑窍壅遏，神机失用而发为痴呆。

（四）分期辨证

CJD不同的病程表现为不同症状的出现与消失，体现了中医证候随病程而演变的特点。在CJD早期，正气尚不虚，邪气正实，所表现出的焦虑、抑郁、睡眠障碍、易疲劳、眩晕、头痛等症状，与肝密切相关，邪气较盛；在中期，随着病程渐长，正气亏虚更为明显，邪气仍盛，出现反应迟钝、记忆力明显减退、肢体无力、共济失调、肌阵挛等症状，与肝肾相关；晚期则为疾病的终末期，正气虚极，邪气仍存，患者出现神昏、不语等危重表现。

CJD早期正虚邪实并存，邪气较盛，治疗应根据患者体质及症状表现，在补虚同时加强祛邪之力。肝肾阴虚，予生地黄、天冬、麦冬等滋补肝肾，或以百合地黄汤加减；肝风内动、肝阳上扰，予白芍、羚羊粉、钩藤等平肝清肝；湿热内盛，予泽兰、萆薢、土茯苓等清热化湿；热毒重者加黄连、黄芩、黄柏等苦寒之品。若出现肌阵挛及其他不自主运动症状，多为阴血不足、筋肉失养、肝风内动所致，治以何首乌、肉苁蓉、白芍等药味填精养血息风。

CJD中期正气亏虚更为明显，邪气仍盛，患者认知功能减退的症状较为明显，表现出反应迟钝、不能识人、肢体无力、共济失调、肌阵挛等较为复杂的症状，治疗上加强补肝益肾，填精生髓，可予生地黄、熟地黄、山萸肉、山药、桑寄生、菟丝子等，也可以左归丸或左归饮、六味地黄丸、河车丸或还少丹加减组方治疗。补虚的同时不忘祛邪，痰热明显者，予石菖蒲、胆南星、天竺黄、法半夏清化痰热；脾虚痰浊之证候，予二陈汤、六君子汤等方剂。

CJD晚期为终末期，其治疗主要是缓解症状，延长患者生存期，减轻患者痛苦。此期正气虚极，邪气仍存，高利教授多在扶其所虚、固护其本的基础上，依《伤寒论》所言"观其脉证，知犯何逆，随证治之"，根据不同的症状证候，灵活用药。气滞血瘀证予活血化瘀通窍法，常用通窍活血汤、血府逐瘀汤加减组方治疗；痰浊阻窍证治以化痰祛浊，醒脑开窍法，洗心汤、导痰汤等加减。

二、典型病例

患者郝某，女性，80岁，主因"被发现反应迟钝及理解障碍进行性加重2月"

于2016年11月18日上午11：39收入院。

患者于2个月前在家打牌时被家属发现出牌时反应迟钝，计算时反应慢，基本生活尚能自理，患者及家属未予重视。之后患者家属发现患者时有不认人的情况，表现为把子女名字记错，或记不起自己子女，告知后能记起，逐渐出现二便前不能告知家属，遂就诊于解放军第二炮兵总医院，诊断为脑供血不足、认知障碍、焦虑抑郁状态，予阿司匹林抗血小板，多奈哌齐改善认知，前列地尔改善微循环，长春西汀改善脑代谢等治疗，患者仍二便不自知，且出现幻觉，比如感觉自己腿上有虫子之类。1个月前患者被家属发现完全不能认识人，有幻觉，二便不能自知，逐渐完全缄默不语，不能自行进食，二便前不能告知家属，右上肢经常呈屈曲体位，右下肢偶有行走拖曳，遂来我院门诊就诊，经脑脊液检查后考虑 为亚急性脑病变，疑似有克雅氏病、脑炎。现为求系统诊治收入院。

既往高脂血症5年，糖尿病史4年，高血压病史2月余，亚临床甲减病史1月余。传染病史、个人家族史无特殊。

入院查体：血压，左侧120/80mmHg，右侧130/80mmHg。去皮层状态，表情淡漠，查体不合作，对声音、言语刺激无反应，高级皮层神经功能查体不配合，偶发四肢自主运动，肌力检查不配合，四肢肌张力正常，四肢疼痛刺激反应不明显，双侧病理征阳性。

辅助检查：

脑脊液（2016-10-24，宣武医院）：压力、常规、生化结果正常；免疫球蛋白A 0.68mg/dL；副肿瘤抗体、梅毒螺旋体特异性抗体、TORCH 8项检查结果为阴性；OB（－）。

脑脊液（2016-10-24，协和医院）：AQP4、NMDA阴性；自免脑全套阴性。

脑脊液（2016-10-27，中国疾控中心）：脑脊液14-3-3蛋白阴性。

头颅MRI平扫+海马像+增强（2016-10-31，宣武医院）：双侧海马对称性稍小，请结合临床诊断；两侧额叶皮层下多发点状缺血灶。

头颅MRI平扫+DWI（2016-11-8，宣武医院）：双侧尾状核头、左侧额顶颞枕叶皮层及右侧颞顶叶皮层异常信号，疑为CJD。请结合临床诊断。两侧额叶皮层下点状缺血灶（图6-1）。

脑电图（2016-11-10，宣武医院）：重度异常（全面性周期性放电呈三相波，放电间隔有背景活动抑制）（图6-2）。

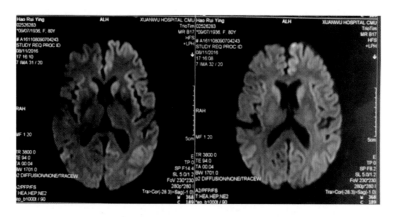

图6-1 头颅 MRI+DWI

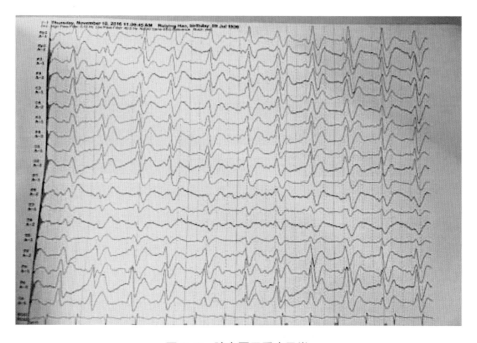

图6-2 脑电图示重度异常

入院后予阿昔洛韦抗病毒，胞磷胆碱钠营养神经，血栓通注射液改善循环，能全力营养支持，并予积极护理及康复治疗。高利教授查房时，患者反应迟钝、表情淡漠、缄默不语，不能识人，喉间痰鸣，二便正常。查体：嗜睡，表情淡漠，查体欠合作，反应迟钝，理解力下降，记忆力、计算力、定向力查体不合作，颈部强直，指鼻、指指、跟膝胫等共济检查不合作，肌力检查不合作，双侧病理征阳性。舌红，苔薄黄，脉弦。四诊合参，辨证属肝肾阴虚，湿热毒蕴。治以滋阴解毒，清肝利湿。拟方如下：鲜生地黄30g，天冬15g，麦冬15g，白芍30g，土茯苓30g，大黄5g，黄连9g，黄芩9g，羚羊角粉0.6g，泽兰10g，萆薢10g，夜交藤15g。7剂，水煎服，日1剂，早晚各1次鼻饲。

患者服用中药后喉间痰鸣音明显减少，由原来的淡漠状态转为时有喃喃自语。高利教授第二次查房时，患者反应迟钝，表情淡漠，时有口中喃喃自语，无清楚自发言语，不能识人，二便不能告知，大便呈黏液状，每天约6次。查体：去皮层状态，表情淡漠，查体不合作，对声音、言语刺激反应不明显，高级皮层神经功能查体不配合，偶发四肢自主运动，肌力检查不配合，四肢肌张力正常，四肢疼痛刺激反应不明显，双侧病理征阳性。舌暗红，苔薄黄，脉弦。高利教授查房后示患者病情相对稳定，辨证属肝肾不足，湿热毒蕴，络脉不通，治以补益肝肾，清热解毒，行气通络。拟方如下：鲜地黄20g，山萸肉15g，山药30g，菟丝子30g，桑寄生30g，天冬10g，黄连9g，竹叶9g，土茯苓30g，半枝莲15g，伸筋草30g，路路通15g，泽兰15g，木香10g，石菖蒲10g，夜交藤15g，生甘草9g。7剂，水煎服，日1剂，早晚各1次鼻饲。

1周后高利教授再次查看患者，患者病情相对稳定，自发言语较前清晰，大便黏滞，舌暗红，苔黄微腻，脉弦。辨证属湿热毒蕴，治以清热利湿，解毒通络为法，拟方如下：土茯苓30g，猪苓15g，茯苓30g，泽兰15g，佩兰12g，葶苈子10g，大枣9g，生白术20g，路路通20g，伸筋草30g，天麻15g，珍珠母30g，车前草10g，牡丹皮12g，枳壳10g，酒大黄5g。7剂，水煎服，日1剂，早晚各1次鼻饲。

在服用中药过程中，高利教授给予患者食疗建议：①鲫鱼熬汤，日100～200mL；②三米汤（大米：小米：生薏苡仁=1：2：3）熬粥，取浓汁，每日鼻饲100～200mL；③香椿榨汁：10～20mL，日1～2次；④卞萝卜（外红皮内白）250g，加大蒜一头，取浓汁，100～200mL，日1～2次。上几味交替使用，每日1～3种。

三、诊疗思路分析

该患者临床症状表现为快速进展性痴呆、锥体束损害，头颅MRI示双侧尾状核头、左侧额顶颞枕叶皮层及右侧颞顶叶皮层异常信号，脑电图示全面性周期性放电呈三相波，并经检查排除了其他可引起进展性痴呆的其他疾病，如神经系统退行性疾病、感染性疾病、自身免疫性疾病或中毒、代谢性疾病等，因此可诊断很可能的CJD。

高利教授认为CJD起病乃因脏腑功能紊乱、肝肾不足，而致痰浊热毒内生，络脉不畅，髓减脑损，故神明失用。肝肾不足是导致痰浊热毒的重要原因，痰浊热毒又可阻碍气机，耗伤正气，影响气血运行，加重肝肾之虚。肝肾不足与痰浊热毒互相影响，互为因果。该患者的基本病机为：年老肝肾之阴素亏，肝阳上扰，痰热内盛，风阳夹痰热而横窜经络，上蒙清窍，蒙蔽神窍，故见肢体活动不利、记忆力减退、喉中痰鸣等症状，舌红、苔黄、脉弦为肝火、痰热之像，据证舌脉，四诊合参，辨证属肝肾阴虚、湿热毒蕴之证，治疗以补益肝肾、清热利湿、解毒通络为基本原则。

高利教授处方予鲜生地黄、麦冬、天冬滋补肝肾；羚羊角入肝、心经，清泄肝热，凉肝息风；白芍柔肝舒筋，滋阴养血；黄芩、黄连、大黄清肝泻火；土茯苓、草薢、半枝莲解毒清利湿浊；石菖蒲开窍豁痰。并于治疗过程中根据证候变化酌情加予山萸肉、山药、菟丝子、桑寄生等加强补肾之力；木香、泽兰、佩兰行气化湿；路路通、伸筋草调畅气血；葶苈子、大枣泻肺行水等。经过中药积极治疗，本患者在体温、言语、大便、痰量等方面有一定改善，充分体现出中西医结合治疗的优势。

高利教授认为，治疗本病需以证候为核心，通过望、闻、问、切所获得的综合信息诊断疾病，在整体观念指导下辨证施治，根据患者体质及所处的不同疾病分期进行辨证，加减化裁，调理人体气血、阴阳或脏腑偏盛偏衰的状况，通过全方位、多靶点调整提高患者的生活质量。在CJD的诊疗实践中融入中医理念，明显拓宽了CJD的诊疗思路，使整体疗效明显提升。在对各类证型、不同阶段CJD患者的治疗中，高利教授依据"天人合一"的理念，非常注重饮食起居、生活习惯、季节气候、情志状态等因素对患者临床症状和疾病转归的影响。对患者的情志障碍进行积极调理，对患者的饮食起居进行综合指导，有效提高了认知障碍的临床治疗效果。

第三节

抗NMDA受体脑炎

抗N–甲基–D–天冬氨酸（N–methyl–D aspartate，NMDA）受体脑炎是一种以痫性发作、精神障碍、意识障碍、记忆丧失、认知水平下降为特征的疾病。抗NMDA受体脑炎最初被认为是一种罕见的副肿瘤综合征，而随着对神经元胞膜和突触蛋白的自身抗体认识的深入，Dalmau将对其认识扩展到是一种独立的自身免疫性脑炎。西医对本病的治疗方法以切肿瘤和免疫抑制治疗为主，但存在治疗时间久、费用高、患者生活能力改善不理想等问题，而目前中医在治疗方面研究较少，也没有该类疾病较系统的诊疗常规，尚缺少中西医结合治疗的研究报道。全国名老中医高利教授多年来一直在临床应用中医药诊治神经内科疑难重症，对抗NMDA受体脑炎的中西医结合治疗有着独到的认识，疗效确切，患者依从性佳。现将结合病例介绍高利教授对于抗NMDA受体脑炎的中西医结合诊治经验。

一、辨证论治

中医古籍中并无特定对应抗NMDA受体脑炎的病名记载，现代研究中多因其痫性发作、精神障碍和意识障碍等症状表现，将其归为中医痫证、癫狂、神昏的范畴。但抗NMDA受体脑炎的临床表现较为多样，常分为5个阶段：前驱期的外感症状，多为受凉或病毒感染样症状；精神症状期的阳性精神障碍（强迫观念、错觉、幻觉、躁狂等），痫性发作和短期记忆力减退；无反应期的分离性无反应状态；运动过多期的异常运动和自主神经功能紊乱和疾病改善的恢复期。这些症状可同时出现或交替出现，单独的中医病名诊断并不适宜抗NMDA受体脑炎，故应动态、全面、病证结合地去分析其内在病机及演变特点。

明代徐彦纯的《玉机微义》提出"阳痫不因吐下，由其有痰有热客于心胸之间，因闻大惊而作，若热盛，虽不闻惊，亦自作也，宜用寒药以攻之；阴痫亦本于痰热所作，医以寒凉攻下太过，损伤脾胃，变而成阴"，将痰热一候作为痫证发生之本源。清代郭传铃的《癫狂条辨》提出"癫证专主乎痰"和"痰火夹攻则狂也"的观点，和"火逼痰动"的脏腑经络传变理论。清代叶天士的《温热论》提出"平素心虚有痰，外热一陷，里络就闭"的高热神昏病机演变。结合上述病证特点和病机演变，高利教授提出"痰热"为抗NMDA受体脑炎这一可表现为痫证、癫狂、神昏的病证的核心病机。

高利教授认为，痰热病机演变贯穿抗NMDA受体脑炎病程的始终。在其不同的病程、分期，不同症状的出现与消失，体现了中医标本虚实的辨证特点。在抗NMDA受体脑炎的早期，即前驱期和精神症状期，正气尚不虚，邪气正实，所表现出的也是高热、头痛等外感侵犯、邪正相争，或强迫观念、错觉、幻觉、躁狂等阳性精神障碍，或强直抽搐的痫性发作；中期，即无反应期及运动过多期，随着病程渐长，正气渐虚，邪气仍在，一方面阳性症状减少，出现反应减弱或反常、意识障碍、睡眠障碍等症状，重者可出现中枢性肺通气不足的表现；另一方面运动和自主神经功能紊乱，如口、面舌不自主运动，都为虚实夹杂的表现；到了后期，则为疾病的恢复期，邪气减退，正气已虚，部分患者遗留有后遗症状，若失于治疗，病程可迁延数月。

二、典型病例

患者李全某，男，36岁，2015年2月5日因"意识模糊、言语混乱23天"入院。患者半个月前因外感后出现意识模糊，胡言乱语，于当地输液治疗未见好转，半月前出现阵发性肢体抽搐，牙关紧闭，诊断为"癫痫发作"。后患者症状逐渐加重，意识障碍逐渐进展，并伴有言语内容混乱，阵发四肢强直、抽搐发作。入院时高热，双目紧闭，大声呼喊，躁动不安，大便6日未解，舌质红，舌苔黄腻，脉滑有力。查体：体温38.6℃，意识模糊，不语，颈软，查体不配合，双瞳孔等大等圆，直径2mm，对光反射迟钝，眼动查体不配合，鼻唇沟对称，四肢肌力查体欠配合，估测Ⅴ级，四肢肌张力正常，双上肢腱反射减弱，双下肢腱反射存在，病理征未引出。头颅MRI示双侧额叶皮下点状缺血灶。行腰椎穿刺检查，脑脊液压力250mmH$_2$O，总蛋白20mg/dL，氯117mmol/L，余正常。血清及脑脊液抗NMDA受体抗体阳性。高利教授在明确诊断为抗NMDA受体脑炎，西医予丙种球蛋白及甲强龙冲击治疗的基础上，中医辨之为神昏、痫证，证属阳明腑实，痰热闭窍，内扰神明。治以清热解毒、通腑泄热、开窍醒神为原则。方药组成如下：礞石30g，大黄6g，贯众15g，板蓝根30g，僵蚕10g，全蝎10g，珍珠母30g，黄连10g，枳实9g，厚朴10g，泽兰10g，天麻15g。服药3剂后，排秽臭、黑色溏便2次后发热减轻，神志较前改善，痫证发作渐少。

考虑邪热渐清但脉象乏力，舌苔白腻，表现为痰湿阻滞之象，在前方基础上减板蓝根、贯众、泽兰、枳实、厚朴等清热通腑之品，加味二陈汤以增燥湿化痰之功。服用5剂后患者神志转清，痫性症状发作进一步减少，舌红暗，苔白偏干，脉弦细，沉取应指无力，二便可，考虑邪退正虚，血瘀阴伤，于前方中加入黄芪、制首乌、赤芍、川芎，以增益气滋阴、活血化瘀之功。患者服用5剂后未再出现痫性发作，情绪较前改善，与家属可正常交流，病情好转出院。

三、诊疗思路分析

高利教授论治抗NMDA受体脑炎的中医辨治思路，核心是选清热化痰解毒为通治之法，以针对其痰热这一关键病机，再根据患者体质及所处的不同疾病分期特点进一步辨证，加减化裁。通过对高利教授诊治抗NMDA受体脑炎处方的分析，所用频次较高的核心药味有黄连、黄芩、生大黄、礞石、土茯苓、半枝莲六味，为大黄黄芩黄连泻心汤加味而成。大黄黄芩黄连泻心汤出自《金匮要略》，治疗邪火内炽，瘀热内积等证，为泻火解毒的经典方，加礞石可增化痰之功，加土茯苓、半枝莲则增强解毒化浊之力。六药合用，可起到清热化痰、解毒化浊、开窍醒神的功效。现代药理研究进一步发现，黄芩与黄连，可显著抑制脂多糖诱导的炎症反应，其提取物及黄酮成分有较强抗病毒作用；大黄具有"下瘀血、破癥瘕积聚、留饮宿食、荡涤肠胃、推陈致新、通利水谷、调中化食以及安和五脏"的功效，其有效成分能抑制炎症细胞因子的产生和释放，具有抗菌消炎的功效，可减轻脑水肿、降低颅内压，有类脱水剂的作用；土茯苓提取物可选择性地抑制致敏T淋巴细胞释放淋巴因子后的炎症过程，即选择性地抑制细胞免疫反应，而不抑制体液免疫反应，对临床治疗细胞免疫性疾病有重要意义；半枝莲的主要成分半枝莲黄酮具有抗炎、抗氧化、神经保护和改善记忆障碍等作用；礞石则能降低癫痫大鼠海马中兴奋性氨基酸递质的含量，抑制异常放电，起到抗癫痫的作用。

抗NMDA受体脑炎早期多以实邪为主，正气尚不虚，治疗应根据患者体质及症状表现，在基础方上加强攻邪之力。若外感未解，仍处前驱期，则应解表散邪，根据邪气所犯，加银翘散以透上焦肺卫，或予白虎汤以清宣阳明气分，达邪外出；若发热，腹满而硬，或大便不通，或热结旁流，甚者热扰神明，应为阳明热盛，痰热腑实，可加以承气汤，以通腑泄热，开窍醒神；若痰热内扰，引动肝风，动摇心神，则加天麻、钩藤、全蝎、珍珠母以平肝息风，重镇安神。

中期的治疗则是在祛邪的同时结合患者正气受损的特点攻补兼施，起到标本同治的目的。若出现意识障碍，甚或中枢性通气不足，则为无反应期的表现，其多见痰涎增多，气短而喘，舌淡胖而苔白腻，此为脾虚痰浊之候，当治以燥湿化痰，健脾益气，可在基础方中加味二陈汤、六君子汤等方剂；若出现口、面舌不自主运动，则处于运动过多期，此若《伤寒论》所谓"筋惕肉瞤"，为津血耗损、筋肉失养，血虚血瘀，动而生风所致，故治以何首乌、苁蓉、赤芍、牡蛎等药味，填精养血，活血息风。

后期为恢复期，其治疗主要是针对早、中期所遗留症状和久病正虚之体。在明辨患者久病所伤之气血阴阳，扶其所虚，固护其本的基础上，当依《伤寒论》所言"观其脉证，知犯何逆，随证治之"，在予补益药物的同时，根据不同的后遗症，选择荷梗、竹叶、佩兰、赤芍、三七等药味，取清热而不伤气，化瘀而不破血之意。

高利教授以"清热化痰解毒"为治疗核心，结合中医辨证理论和西医的疾病分期特点，根据患者体质及所处的不同疾病分期，早期祛邪防变，中期攻补兼施，后期补虚扶正进一步辨证，加减化裁，使痰热得清、邪气得祛、正气得养，进而脑神得护，得祛邪扶正之功。同时为抗NMDA受体脑炎治疗提供了新的方法、思路。

第四节

病毒性脑炎

病毒性脑炎（virus encephalitis，VE）指由病毒感染引起的一种急性神经系统感染性疾病，引起脑组织出血性坏死或变态反应性损害。主要临床表现为高热、头痛、恶心、呕吐、精神行为异常及不同程度神经功能损害。其主要病理变化为早期脑实质炎症反应所致肿胀；脑膜充血渗出，甚至软化坏死。继而出现脑实质出血、坏死。

当前西医对该病主要为抗病毒治疗。糖皮质激素由于能够导致免疫调节失衡加重颅内感染，其应用仍存在争议，且尚无指南推荐。因此对于重症患者的治疗仍需进一步观察研究。本文将结合病例介绍高利教授中西医结合治疗病毒性脑炎的诊疗思路。

一、辨证论治

中医学古籍中虽无"病毒性脑炎"病名，但对该病的诊治有较多相关阐述。本病属温病中"暑温""湿温"范畴，辨证方法以卫气营血辨证为主。该病早期多表现为发热、恶寒、头痛、无汗等临床症状，与该病前驱期上呼吸道感染症状相一致。随后病邪由卫分传入气分，表现出高热、汗出、口渴的症状。若病邪进一步深入，热入营血，则导致暑湿蕴痰蒙蔽心神，可见发热、神昏、出血、发斑等表现，与临床上脑炎患者精神行为异常及神经功能损害的表现相近。该病可见于各年龄阶段，湿热毒邪遍布全身，变证多端，影响整个机体。故湿热毒邪是该病的重要致病因素。

高利教授认为，现代人饮食结构和生活习惯改变，胃肠道虚弱及受损情况非常普遍，脾虚则湿浊停聚，脾虚湿阻是该病发生的重要基础。高利教授在治疗该病过程中，多在清热解毒同时加用健脾化湿降浊之品。《温热经纬》曰："在卫汗之可也，到气才可清气，入营犹可透热转气……入血就恐耗血动血，直须凉血散血。"该病发病早期病邪侵犯肺卫，肺失宣降，可予银翘散合藿香正气散加减，以清凉透表，清热化湿。热邪炽盛，邪气入营，气营同病，予连朴饮合菖蒲郁金汤加减，以清营透热，豁痰化湿。连朴饮能清中焦湿热，菖蒲郁金汤能化痰开窍，清热利湿。二方合用可使湿、热、痰得以清除，加用土茯苓、半枝莲、茵陈等增强祛湿泄浊功效。在此基础上，佐以紫雪散等清热解毒止痉之品，同时给予西药预防感染、营养支持等对症治疗。温邪深入营分，热盛动血，热毒痰浊互结，耗伤营阴，导致瘀血形成，营热扰神表现为神志异常，可选用清瘟败毒饮，加丹参、赤芍等增强活血化瘀功效；加大黄、枳实等通腑泄热之品，以导邪外出，急下存阴；配以安宫牛黄丸清热解毒，豁痰开窍。疾病后期气血阴液耗伤明显，应减量清热利湿药，当增加养阴生津、活血通络之品以益气养阴，同时当注意补益脾肾以固护正气。

同时，高利教授认为大便情况对本病的预后起到关键作用。作为人体最大的免疫器官，胃肠道对免疫反应的调节发挥着重要作用。大便不通会使肠道菌群发生变化，其代谢产物会通过脑-肠轴刺激中枢神经系统，影响疾病预后。因此，高利教授在处方中常注重通腹泄热中药的配伍，以消除积滞，清解热毒，防止毒素蕴结肠道，进一步加重神经损伤。清热解毒泄浊药物又有助于排出代谢产物，减少大脑中病理产物堆积，给邪气以出路。

二、典型病例

患者，刘某，女，21岁，湖北武汉人，主因"高烧3个月，昏迷伴抽搐40余天"于2011年6月就诊于宣武医院。

患者于3个月前受凉后发烧，10天内体温从37.5℃升至40℃，就诊于当地医院，经相关检查后确诊为病毒性脑炎，予以阿昔洛韦静点及对症治疗，病情逐渐加重，住院半个月出现昏迷伴抽搐，继续抗病毒药物加抗生素静点，冰袋物理降温及支持疗法，病情仍无明显好转。随转至该地其他3家医院，均以抗病毒和抗生素治疗为主，同时给予冰帽降温，病情仍无好转，遂来我院寻求进一步诊治。

入院查体：体温39.3℃，血压136/86mmHg，脉搏86次/分，呼吸34次/分。昏迷状，面色萎黄，身体消瘦，双眼球张力偏高，睑结膜轻度苍白，巩膜无黄染，压眶刺激可见痛苦表情，颈项强直，口角对称，时有抽动。舟状腹，数天未排大便，左下腹可触及粪块。手足不温，双足下垂，四肢肌张力高，腱反射（+++），双侧Babinski征（+），深浅感觉及共济检查不能配合。

辅助检查：①头颅MRI示左侧额颞顶岛叶脑膜、皮质改变可能，左侧丘脑信号改变。②脑电图：中度异常。③脑脊液检测：可见病毒细胞及异型肿瘤细胞。

诊疗过程：前期抗病毒治疗和对症西药治疗均已使用，入院后在西药治疗基础上加用中药。以健脾化湿、清热解毒为治疗原则，拟方如下：藿香10g，佩兰9g，紫苏叶9g，茯苓30g，土茯苓15g，猪苓12g，生白术15g，白芷10g，生薏苡仁30g，大腹皮12g，生石膏30g，生甘草6g，金银花15g，连翘12g，大黄5g。5剂，每日1剂，水煎400mL，分两次鼻饲。服用中药期间，予体外牛黄5g，每日1g，分2次以汤剂化开鼻饲。紫雪散3支，首日2支，分两次服，次日上午1支，均以汤剂化开鼻饲。

用药3天，体温就降到接近正常。服药第7天口角抽动缓解，但患者仍处昏迷状态，且面色无华，口角流涎，手足不温，脉象沉弱。辨证属湿热瘀阻，脾肾两虚，调整方药，在前方基础上加补肾平肝活血之药，处方如下：茯苓30g，土茯苓15g，猪苓12g，生白术15g，生薏苡仁30g，白芷10g，大腹皮12g，佩兰9g，连翘12g，荷梗10g，炙甘草10g，制何首乌10g，天麻10g，白蒺藜9g，丹参10g。5剂，每日1剂，水煎400mL，分两次鼻饲。

十余天后患者逐渐苏醒，四肢出现了自主活动，逐渐可自主进食。自主进食次日出现腹胀，肠鸣音消失，疑肠梗阻。予加味承气汤加减：炒白术30g，炙甘草10g，土茯苓15g，生薏苡仁30g，枳壳12g，厚朴10g，酒大黄5g，炒莱菔子10g，大腹皮12g，赤芍12g。服用1剂后约1小时许，患者出现了微弱的肠鸣音，2小时后肠鸣音基本恢复正常。继用补气健脾、补肾平肝汤剂：炙甘草10g，太子参20g，茯苓30g，土茯苓15g，生白术15g，生薏苡仁30g，苍术10g，大腹皮12g，佩兰9g，丝瓜络10g，天麻12g，白蒺藜9g，丹参10g　荷梗10g，制何首乌10g。

服药5剂后患者面色逐渐转润，未出现胃肠道症状且能自主排便。继续以中药调理，西药维持治疗。中西医结合治疗1月余患者神经系统病理体征全部转为阴性，能与家属正常交流，在家属帮助下能在病房走动，告知注意事项后带药出院（图6-3）。

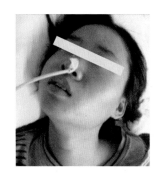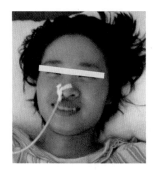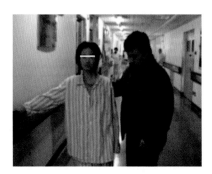

图6-3　患者治疗前后对比

三、诊疗思路分析

本例患者病毒性脑炎诊断明确，给予常规西药治疗未能控制病情且患者持续高热。就诊于我院后，高利教授在西药治疗基础上，给予清热解毒、利湿泄浊中药，并辅以牛黄、紫雪散清热解毒，豁痰开窍，息风止痉。方中藿香、佩兰、紫苏叶清气透热，芳化透邪；生石膏、金银花、连翘清热解毒；猪苓清热利水，使蒙蔽心窍之邪热从小便排出。又由于紫雪散缺少牛黄，清热解毒之力弱于安宫牛黄丸，故每日给予牛黄以增强清热解毒功效。二诊时高热已退，口角抽动症状减轻，但患者仍表现为昏迷，面色无华，手足不温，脉沉弱，加以补肾平肝活血之药以祛邪扶正，制何首乌、蒺藜平补肝肾；丹参、蒺藜以行气活血；用佩兰、荷梗、天麻以增强化湿利水、祛痰降浊功效，服药十余天后患者苏醒。之后患者出现肠梗阻情况，辨证予加味承气汤1剂后肠鸣音恢复正常。继用补益脾肾、化湿降浊中药后未再出现胃肠道症状，且能自主排泄大便，面色逐渐转润。中西医结合治疗1月余，患者症状明显改善，能与人正常交流，可在家人帮助下在病房走动。

病毒性脑炎病理表现为脑组织、软脑膜血管周围中广泛的炎性细胞浸润，神经细胞弥漫性变性坏死及小胶质细胞过度增生，同时神经细胞及胶质细胞胞核内可观察到包涵体（病毒颗粒及抗原）。高利教授认为毒热蕴脑是该病的主要病机，当用清热解毒泄浊之法以祛邪外出，且通过调节免疫，减轻受损脑组织的炎性反应，改善大脑内环境稳态，进而发挥治疗作用。高利教授在治疗该病时常以清热活血通络药清除经络中之伏热、瘀滞，使经络畅通调达；用土茯苓、土茯苓、猪苓等利湿降浊之品解毒利湿；昏迷、喉中痰鸣有声患者，配合化痰开窍药，如安宫牛黄丸、紫雪散等；伴见肢体抽搐者，配以息风止痉药。

《温病条辨》云："病温之人，精血虚甚，则无阴以胜温热。"《素问·评热病论》云："有病温者，汗出辄复热……今邪气交争于骨肉而得汗者，是邪却而精胜也……今汗出而辄复热者，是邪胜也。"均提示该病会导致患者津血耗伤，病久导致正气虚损。疾病过程中，脑组织中病毒及大量浸润的炎细胞会刺激白细胞介素-1、肿瘤坏死因子等内生致热源产生，刺激体温调节中枢导致体温升高。过高的体温会导致物质代谢加快，体液丢失导致患者消瘦、体重减轻，为病久正气虚损的病理学基础。高利教授结合中西医理论，认为祛邪降浊的同时当固护脾胃，使祛邪不伤正气。又因热毒伤阴贯穿该病始终，当注意养阴生津，使津液充沛，达到宣畅气机、透热转气的目的，同时能够防止筋脉失于濡养所致的肢体抽搐。

综上，高利教授治疗病毒性脑炎以"清热解毒泄浊"为核心，将中医辨证与疾病病理特点相结合，根据患者临床表现进行中医辨证和西医学分析，在清热解毒泄浊基础上加减化裁，使毒热得清、湿浊得泄，扶正祛邪并举，取得了较好的临床疗效，为病毒性脑炎的治疗提供了新的有效思路和方法。

第七章

中枢神经系统肿瘤诊疗思路与临证实录

第一节
中枢神经系统肿瘤

中枢神经系统肿瘤多指中枢神经系统各类细胞的肿瘤，其新近确诊数量约占癌症确诊总数的1%，死亡率占到癌症的2%，死亡率较2018年上升0.3个百分点。该病分类多依靠病理学检查所见细胞类型进行诊断。虽然目前有流行病学对该病进行研究，但因其较为少见、分类方法尚不统一、组织学差异较大，使研究进展较为缓慢。

中枢神经系统肿瘤的临床表现较为复杂，与解剖位置相关性较强，随肿瘤所在部位不同而表现出差异。临床上多表现为亚急性起病的局灶性神经功能障碍或进行性头痛、癫痫、认知功能障碍等表现。不同功能区受影响会出现一系列特殊的症状和体征，而症状和体征同时又能反映肿瘤及周围水肿带对神经功能损伤的程度。目前，较为明确的导致中枢神经系统肿瘤的危险因素包括电离辐射、N-亚硝基化合物（NOC）、遗传因素以及免疫缺陷。临床主要通过MRI（增强/不增强）、脑脊液检查、血清学检查等手段进行诊断。临床检查结合影像学检查能够帮助缩小鉴别诊断范围，仅有小部分肿瘤能够通过影像学确诊。准确的诊断及分期仍需要进行组织病理学检测。

当前临床上治疗中枢神经系统肿瘤以手术治疗、放疗、化疗为主，但均需明确诊断后制定具体方案。前期只能针对头痛、癫痫等临床表现进行对症治疗。而中医药在改善患者症状，减少药物副作用的方面能够发挥重要作用。

一、辨证论治

中医古代文献对肿瘤相关的描述中并未包括中枢神经系统肿瘤。该病临床表现较为多样，可表现为头痛、癫痫、肢体麻木无力、认知障碍等症状，或以病灶浸润损伤的部位神经功能改变而出现相应表现，如额叶肿瘤常表现为性格变化，颞叶肿瘤常表现为癫痫和记忆障碍，顶叶肿瘤表现为感觉障碍，枕叶肿瘤可出现视觉障碍等不同临床表现。根据该病的症状将其归属于中医学"头风""真头痛""头痛""痫证""健忘"等疾病。

高利教授认为，中枢神经系统肿瘤的发生多是在正虚的基础上产生的，特别是脾、肾二脏的虚损尤为重要。在该病的临床诊治中非常强调"邪之所凑，其气必虚"。《针灸甲乙经》中记载："邪之所在，皆为不足。"《景岳全书》曰："五脏之病，虽俱能生痰，然无不由乎脾肾。""脾肾不足及虚弱失调之人，多有积聚之病。"由于七情失常、纵欲过度、工作及生活压力、不良饮食习惯等因素的长期作用，人体的正气衰退或紊乱，气血阴阳失调，从而出现气郁、湿聚、血瘀、痰结等病理现象。诸多病理因素相互搏结，郁结于脑内，则发为肿瘤。《灵枢·百病始生》云："壮人无积，虚则有之。"《灵枢·九针论》云："四时八风之客于经络之中，为瘤病也。"李中梓《医宗必读》中有云："积之成也，正气不足而后邪气踞之。"

高利教授认为，中枢神经系统肿瘤的病因病机可归纳为脾肾不足，毒邪侵袭。个人先天禀赋、体质与本病发生关系密切，带有易感基因或者免疫系统功能较弱的患者，较一般人更易患病。素体脾肾不足，或电离辐射、病毒感染以及有毒物质损伤正气，邪气趁正气虚弱而入，致气、血、痰、瘀、毒积于颅内而成瘤。《灵枢·百病始生》云："凝血蕴里而不散，津液涩渗。著而不去，而积皆成也。"《丹溪心法》中说道："痰之为物，随气升降，无处不到。""凡人上、中、下有块者，多是痰。"痰随气机流行，布散全身，病状多端。同时，痰湿内阻，又能导致气机不畅，进而导致气滞血瘀，邪毒积聚于脑。故该病以痰浊瘀毒为标，脾肾不足为本。

在中枢神经系统肿瘤的治疗方面，高利教授强调不能孤立地将该病看作"头痛""癫痫"等具体疾病治疗，要仔细辨证，分清寒热虚实，审证求因。邪实者祛邪兼扶正，正虚者扶正兼祛邪。现代药理研究证实了多种中药具有抗肿瘤作用，如半枝莲、半边莲、土茯苓等。对于非手术适应证或术后复发的患者，应区分轻重缓急，颅压高者辅以甘露醇脱水降颅压，疑视神经萎缩者辅以维生素肌肉注射，对于全身状况不佳者除营养支持外，应辨证加用补肾填精、芳香醒脾、活血化瘀、清热解毒之品鼻饲等进行全面调整。

高利教授认为，在中枢神经系统肿瘤治疗的具体过程中尤其应注意三点：其一，处方用药于邪实者切忌苦寒之品过量，以免伤及正气；其二，对正虚者所用药物之性味薄厚应分清，一般而言，虚甚者宜味厚之品，虚不甚者宜味薄之类；其三，证候稳定要效不更方加以巩固。在中枢神经系统肿瘤的治疗过程中，高利教授注重使用活血化瘀药物。他认为，肿瘤多为病邪积聚而成有形之物，局部常会气血逆乱。瘀血不仅可以阻碍气机，加剧痰浊积聚，还可形成水肿。对于颅内高压患者，水肿会形成急、慢性脑疝，此常为中枢神经系统肿瘤患者病情加重或死亡的直接原因。另外，中枢神经系统肿瘤患者常因为颅内压增高，导致肿瘤以外的正常脑组织因血运不良而出现功能障碍。故临证施以活血化瘀之品有祛邪扶正之意。中医理论"癌"与"岩"通，"岩"是指体内肿块坚硬、宛如岩石而言，故治疗中枢神经系统肿瘤不但要用活血之法，在此基础上加用软坚散结之品疗效会更佳。

二、典型病例

患者李某，女，17岁，主因"发热4个月，双下肢无力3个月，发作性抽搐伴意识丧失2天"于2017年8月23日收入院。患者因4个月前无明显诱因发热，最高温度39.5℃，无皮疹、腹泻、意识不清、头晕呕吐等不适，于当地诊所输液治疗（用药不详），5天后体温正常。3个月前逐渐出现双下肢无力，尚能扶着走动，不伴感觉异常、意识不清、头痛等不适，遂于家中静养，未诊疗，病情无明显变化。8月21日患者无明显诱因突然出现口角向左侧抽搐，口吐白沫，其后出现小便失禁，精神淡漠，不能言语，不伴有意识丧失、感觉异常，遂于当地就诊，头颅CT未见明显异常，MRI示左侧丘脑及左侧额叶、颞叶皮层高信号。建议上级医院就诊，遂就诊于我院急诊，以"颅内病变"待查收入院。

既往体健。有鸽子、狗等多种家禽家畜接触史，有染发剂接触史。生活较规律，无吸烟、饮酒史，未婚，无冶游史。家族史无特殊。发病以来，患者闭经4个月。精神一般，睡眠正常，纳差，10日未排大便，小便失禁，体重无明显变化。

入院查体：血压130/80mmHg，弓形足。神志淡漠，不语，颈抵抗，查体不配合，可见间断性下颌部面肌抽搐，右上肢肌力I级，右下肢肌力III级，右侧肌张力低。左侧肢体肌力IV级，肌张力正常。右侧巴宾斯基征（±），右侧腱反射均减退。其余查体不能配合。中医四诊：失神，面色少华萎黄，呼吸自然，不语，舌质淡暗，舌体胖大有齿痕，苔薄白。

辅助检查：

头颅MRI+DWI（2017-8-22，当地）：左侧额颞顶岛叶脑膜、皮质改变？左侧丘脑信号改变，请结合临床进行诊断（图7-1）。

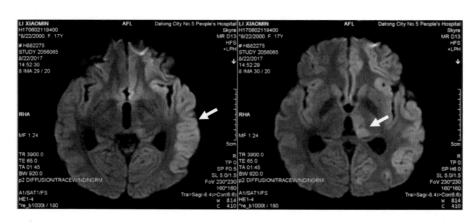

图7-1　当地头颅MRI+DWI检查（2017-08-22）

头颅增强MRI+DWI（2017-9-1，宣武医院）：左侧额颞顶岛叶、胼胝体压部及脑膜脊膜改变，脑膜炎可能性大，请结合临床幕上脑室扩大脑积水（图7-2）。

腰段脊髓增强MRI（2017-9-8，宣武医院）：颈7~胸10水平椎管腹侧、胸10~12水平管背侧长梭状异常强化灶，脓肿可能，累及胸6~8水平髓偏前部。胸髓脊膜炎。

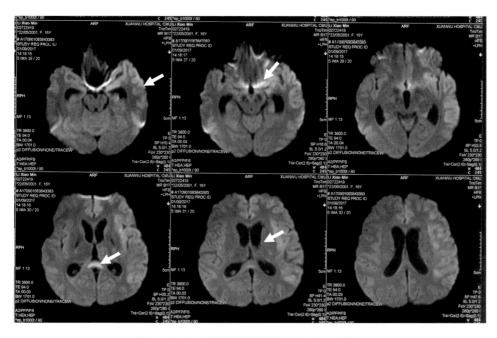

图 7-2 宣武医院头颅增强 MRI+DWI 检查

颈段脊髓增强 MRI（2017-9-11，宣武医院）：颈 6 ~ 7 锥体水平病变，延髓 ~ 颈 7 水平椎管腹侧蛛网膜下腔增宽（图 7-3）

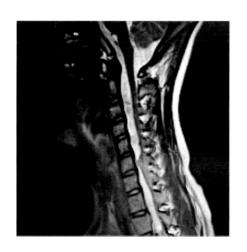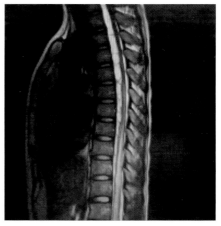

图 7-3 宣武医院颈髓、腰髓增强 MRI 检查

脑电图检查（2017-9-1，宣武医院）：中度异常。

脑脊液检查（宣武医院）：CSF 涂片及细胞蜡块复检可见异型性肿瘤细胞，但不能确定肿瘤细胞来源，需更多标本进行免疫组化确定（表 7-1、图 7-4）

表 7-1　宣武医院脑脊液检查

项目名	8月24日	9月5日	9月11日
压力（mmH$_2$O）	290	175	90
性状	无色透明	淡黄微浑	红色浑浊
蛋白（mg/dL）	273	435	——
氯（mmol/L）	105	99	——
糖（mmol/L）	1.64	2.53	——
细胞总数（10^6/L）	261	2944	83849
白细胞总数（10^6/L）	221	1044	1749
构成	单核98%	单核99%	单核98%
脑脊液IgG（mg/dL）	52.1	850	813
脑脊液IgM（mg/dL）	1.51	> 24	——
脑脊液IgA（mg/dL）	2.76	> 6	——
24h CSF IgG 鞘内合成率	157.24	2765.79	2765.69
病原	阴性	巨细胞病毒IgG（±） 风疹病毒（+） I型疱疹病毒（+）	——

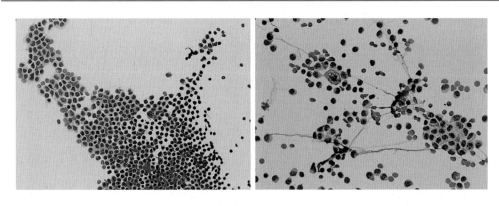

图 7-4　脑脊液细胞涂片

诊疗过程：

入院后予阿昔洛韦抗病毒，甘露醇脱水，甲钴胺保护神经，并予积极护理、完善检查。8月24日高利教授查房，查体：意识不清，右侧肌张力下降，右上肢为著，右上肢肌力I级，右下肢肌力III级，左侧均能达到IV级，查肌力患者不配合。语言不能，面部口周肌肉可见抽搐。右侧巴宾斯基征（+），其余查体不能配合。患者失神，面色少华，有口气，舌质暗，舌苔黄白润，脉数。10天未解大便，小便失禁。考虑为"肾气不足，痰湿热毒蒙窍"，治以清热解毒，化痰开窍，兼补肾气。拟方如下：土茯苓30g，半枝莲15g，贯众15g，板蓝根20g，大青叶10g，陈皮10g，法半夏9g，旋覆花10g，荷梗15g，大黄5g，菖蒲10g，郁金10g，菟丝子30g，桑寄生30g。7剂，水煎服，日1剂，早晚各1次温服。

经服上方，患者神智较入院时转清，面色由萎黄转为暗。8月31日高利教授第二次查房时，患者面色暗，舌质偏暗，舌苔黄白质润，脉沉。排便较前改善但仍不规律。考虑患者血瘀证候凸显，于上方基础上加入健脾补气、破血逐瘀药物，处方调整如下：土茯苓30g，半枝莲30g，连翘12g，大黄5g，生黄芪30g，炙甘草30g，炒白术15g，桂枝10g，川芎15g，三棱9g，莪术6g，菖蒲12g，郁金10g，制何首乌20g，菟丝子30g。7剂，水煎服，日1剂，早晚各1次温服。同时给予血栓通注射液改善循环。

9月7日高利教授查房，患者可言语简单交流，舌苔灰黄偏厚质润，脉大而数，考虑仍有邪热。且患者每晚6点发热，根据子午流注时间经络循行，考虑为肾经有热，调整药物如下：生甘草15g，生地黄20g，玄参30g，萆薢12g，车前子15g，柴胡9g，黄芩9g，竹叶10g，天冬12g，大黄5g，生牡蛎30g，三棱10g。7剂，水煎服，日1剂，早晚各1次温服。

9月14日查房患者神志转好，无抽搐发生。能点头交流，偶有发音，右侧肢体肌力上肢Ⅳ级，下肢Ⅲ级。间断夜间发热，以清虚热，利湿降浊，处方如下：葛根12g，半枝莲15g，土茯苓20g，生薏苡仁30g，猪苓10g，茯苓30g，泽兰10g，旋覆花10g，穿山甲3g，地骨皮10g，柴胡15g，黄芩6g，炒白术12g，焦三仙30g，炙甘草15g。7剂，水煎服，日1剂，早晚各1次温服（表7-2）。

表7-2 诊疗过程证候变化

症候	8月24日	8月31日	9月7日	9月14日
神	失神（神智不清）	少神	少神（较前好转）	少神（神清）
面色	少华萎黄	面色暗	少华	颧部较前有光泽
语言	言语不能	言语不能	单音节发声	偶有发音，能点头交流
口气	有	无	无	无

续表

症候	8月24日	8月31日	9月7日	9月14日
舌苔	黄白润	黄白润	灰黄偏厚质润	白偏厚质润
舌质	暗	偏暗	暗淡	暗淡
小便	失禁	正常	-	-
大便	10日未解	不规律	不规律	便干，质硬
肌力	右上肢I级 右下肢III级	-	-	右上肢IV级 右下肢III级
其他	面部肌肉抽搐	弓形足	每晚6点发热	无抽搐发生 间断夜间发热

三、诊疗思路分析

患者临床症状表现多样，包括口角抽搐、口吐白沫、意识丧失、头晕头痛、言语障碍等。头颅MRI示左侧额颞顶岛叶脑膜、皮质改变？左侧丘脑信号改变。脑电图示中度异常。脑脊液检测可见病毒细胞及异型肿瘤细胞。经检查排除线粒体肌病脑病伴乳酸中毒及中风样发作（MELAS综合征）、视神经脊髓炎、脑梗死等疾病，因此诊断为中枢神经系统肿瘤（肿瘤来源未确定）。

该患者证属脾肾不足、痰瘀阻窍证。痰浊瘀毒既能闭阻脑窍出现口角向左侧抽搐、精神淡漠、不能言语等神经系统症状，又能郁久化热，耗伤肺脾肾之气，进而使病情加重。患者入院时表现为沉默不语，有口气，10天未解大便，尿失禁，舌苔润，治疗当以清热化痰开窍、扶正利湿解毒为治疗原则。高利教授处方予贯众、板蓝根、大青叶、土茯苓、半枝莲以清热解毒，化瘀除湿；陈皮、法半夏以燥湿化痰；菖蒲、郁金以开窍豁痰，醒神益智，化湿活血，行气解郁；旋覆花、荷梗以降气消痰，通气行水以助代谢产物排出；大黄解热毒、破积滞、行瘀血，协同旋覆花、荷梗给邪气以出路；菟丝子、桑寄生以补益肝肾，扶正固本。

二诊时患者面色暗，舌苔黄白质润，舌质偏暗，加三棱、莪术以破血行气；生黄芪、炒白术、炙甘草以补气健脾养血；桂枝、川芎活血行气通络，引药上行。患者每晚6点发热，用柴胡升阳达表以散半表之邪；黄芩降泄退热以清半里之邪；生地黄、天冬、玄参以凉血解毒，滋阴清热；竹叶、生牡蛎以滋阴潜阳；萆薢、车前子以利湿祛浊。出院前患者神志转好，无抽搐发生，偶有发音，能点头交流，右侧肢体肌力明显改善。处方调整给予葛根以解肌退热；地骨皮与天冬合用凉血退虚热；茯苓、生薏苡仁、焦三仙以消积导滞，利湿健脾；猪苓、泽兰、旋覆花以利湿降浊，助代谢产物排出；穿山甲能活血化瘀，通络，性善走窜，协药物直达病所。经过治疗，患者的精神状态，语言功能，肌力、发热程度等多方面症状均得到改善。

高利教授认为，中枢神经系统肿瘤的治疗应注重整体观念和辨证论治，全面评价和分析患者的临床表现、理化及病理检查结果，通过四诊合参进行辨证，并结合疾病不同时期的特点进行遣方用药，通过中西医结合治疗方法调节气血阴阳平衡，补虚祛实，达到治疗目的。当前中枢神经系统肿瘤的西医治疗手段较为有限，中西医结合治疗可为该类疾病提供新的治疗思路，改善患者症状，提高生存质量。

第二节

黑色素瘤颅内转移

黑色素瘤（melanoma）是一种起病隐匿，累及多器官、侵袭性强的恶性肿瘤，起源于皮肤、黏膜、眼和中枢神经系统等色素沉着区域黑色素细胞，症状不典型，易误诊、漏诊。传统的放疗及化疗对黑色素瘤的治疗效果差，20%患者会发生血液及淋巴转移，临床预后差，死亡率高。中枢神经系统黑色素肿瘤可分为原发性和转移性两大类，以后者多见，多为原发于皮肤的黑色素瘤，常见于40岁之前的青壮年，男性居多，约37%的恶性黑色素瘤最终发生颅内转移，表现为头痛、恶心、呕吐等慢性颅高压症状，少数病灶内急性出血造成癫痫发作及剧烈头痛、呕吐等急性颅压症状。全球范围内黑色素瘤的发病率呈持续上升，治疗棘手、疗效差，中医治疗方面研究较少，全国名老中医高利教授多年来一直在临床上应用中医药诊治神经内科疑难危重症，对该疾患的中西医结合治疗有着独到的见解，现特将高利教授中西医结合论治黑色素瘤经验总结如下。

一、辨证论治

中医古籍中并无针对黑色素瘤的病名记载，但是在《灵枢·痈疽》《诸病源候论》《外科正宗》等中医著作中有类似恶性黑色素瘤的相关描述。《灵枢·痈疽》记载到："发于足傍，名曰厉痈。其状不大，初如小指，发，急治之，去其黑者，不消辄益，不治，百日死。发于足趾，名曰脱痈。其状赤黑，死不治；不赤黑，不死；不衰，急斩之，不则死矣。"其充分描述了黑色素瘤多起病于皮肤的特点，并突出了其恶性程度。《诸病源候论》曰："翻花疮者，初生如饭粒，其头破则出血，便生恶肉，渐大有根，浓汁出，肉反散如花状。""凡诸恶疮，久不瘥者，亦恶肉反出，如反花形。"体现出黑色素瘤易破溃的特征。《外科正宗》言："多发于足，发生筋骨，初生如粟，色似枣形，渐开渐大，筋骨伶仃，乌乌黑黑，痛割伤心，残残败败，污气吞人，延至踝骨，性命将倾。"《医宗金鉴》云："其症初起，状如痰核…旧渐长大…形气渐衰，肌肉瘦削，愈溃愈硬，色现紫魔，腐烂浸淫，渗流血水，疮口开大，胬肉高突，形状翻花瘤症。"描述了黑色素瘤的恶性生长过程。由此可看出，古文所载之"恶疮""翻花""厉痈""脱痈"等无论是发病之状，还是疾患进展过程、预后、治疗，都与现代的恶性黑色素瘤在很大程度上符合。

历代医家对黑色素瘤的病机也有一些描述。《灵枢·痈疽》言："营卫稽留于经脉之中，则血泣而不行，不行则卫气从之而不通，壅遏而不得行，故热。大热不止，热胜则肉腐，肉腐则为脓。"认为其病因为"热毒"，即营卫之气运行受阻，壅而化热生毒，热毒壅盛致腐肉成脓。《诸病源候论·黑痣候》曰："有黑痣者，风邪搏于血气，变化所生也，夫人血气充盛，则皮肤润悦，不生疵痕。若虚损则黑痣变生。"认为黑色素瘤多由黑痣病变而来，与正气虚衰、气血不足相关。《外科正宗·黑子》曰："黑子，痣名也。皮肾中浊气混浊于阳，阳气收束，结成黑子，坚而不散。"考虑黑色素瘤形成以虚损为前提，阳气束结所致气滞血瘀，瘀血结聚，瘀毒壅阻形成乌黑肿块有形之物。

恶性黑色素瘤多原发于皮肤，易发生颅内转移，患者常以慢性颅高压症状来就诊，表现为头痛、恶心、呕吐等，如病灶短期内增大或颅内急性出血亦可出现急性颅高压症状，表现为剧烈头痛、呕吐、肢体抽搐、癫痫发作、意识丧失等症状，可将其归为中医头痛、痫证、癫狂、神昏等范畴。这些症状的非特异性使得单独的中医病名诊断并不适宜于黑色素瘤,故应动态、全面、病证结合地去分析其内在病机及演变特点。

中药抗肿瘤有着悠久的历史和丰富的临床经验,高利教授经过治疗数例黑色素瘤颅内转移患者后,总结出该病以热毒、痰浊为标,证属本虚标实。众所周知脑为清灵之府,邪不可受,若有热毒、痰浊上扰清窍,积于颅内而成瘤发病。在黑色素瘤早期表现为头痛、恶心、呕吐等,为外邪侵犯、邪正相争;疾病进展中期则表现为肢体强直抽搐、痫性发作、意识丧失等,为痰浊热毒,蒙蔽清窍;疾病末期则出现邪气渐盛、正气已虚,表现为反应迟钝、睡眠增多、意识障碍等症状,多数预后差。

高利教授认为黑色素瘤颅内转移的辨治思路因根据患者体质及所处的不同疾病分期特点辨证,对于邪实者祛邪兼扶正,正虚者扶正兼祛邪。该疾患早期以实邪为主,正气尚不虚,多表现为皮肤、黏膜等区域色素沉着黑痣或黑斑等,治疗应根据患者体质及症状表现,解表散邪,以攻邪之主,祛邪外出。中期为正邪相争的关键时刻,多表现为皮肤、黏膜等色素沉着处向周边及深部浸润、扩散、溃疡或结节形成、反复出血、破溃,颅内转移后颅内压升高头痛、恶心、呕吐以及肢体抽搐、意识丧失等症状,治疗应在祛邪的同时结合患者正气受损的特点攻补兼施,起到标本同治的目的。疾患后期患者多为久病正虚之体,表现为皮肤、黏膜破溃处迁延不愈,周身乏力、反应迟钝、嗜睡、意识障碍等症状,治疗应在明辨患者久病所伤之气血阴阳,扶其所虚,固护其本。

二、典型病例

患者,马某,男,18岁,主因"发作性抽搐3月"于2015年3月13日入院。患者3月前工作时突发四肢抽搐,意识丧失,持续约数分钟自行缓解。送医院途中呕吐后再次发作性意识丧失、四肢抽搐,约2分钟后自行缓解。后反复发作性四肢抽搐,牙关紧闭,面色苍白,四肢屈曲状,伴意识丧失,二便失禁,持续约2分钟左右,症状自行缓解,意识恢复,当日于邯郸中心医院住院治疗。入院后发现体温高,最高38.5℃,查血常规提示白细胞1.6×10^9/L,中性粒细胞比例90%,应用更昔洛韦抗病毒、丙戊酸钠糖浆抗癫痫约1周，肢体抽搐发作控制不理想，后改为口服德巴金0.5g，1日2次、得理多0.2g口服，1日2次，肢体抽搐发作减少，但仍有发作性口角抽搐伴双眼向右凝视，伴有意识不清，持续2分钟左右自行缓解，于1月25日出院。出院后（2月19日及3月9日）两次出现呕吐后四肢屈曲状抽搐，持续2分钟自行缓解。反复发作性口角抽搐，伴意识丧失，双眼向右凝视，无二便失禁，每次持续2~3分钟可自行缓解，每日发作2~3次。发病以来反应较前迟钝，小便如常，大便干燥，三日一行。既往史、个人生活史、家族史无特殊。

（一）入院查体

血压110/70mmHg，神情、语利，计算力、近期远期记忆力、理解力减退。双瞳孔正大等圆，对光反射灵敏，双眼各方向活动自如，未见眼震。余颅神经查体未见异常。四肢肌力5级，肌张力正常，双侧肱二头肌活跃，感觉及共济检查未见异常。双Babinski征阳性。脑膜刺激征阴性。皮肤多处可见黑痣（？）（图7-5、图7-6、图7-7、图7-8、图7-9）

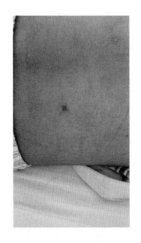

图7-5　右腰背部

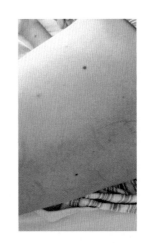

图7-6　左股部

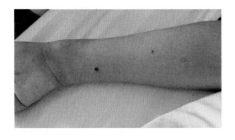

图7-7　右上肢

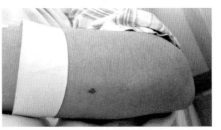

图7-8　左侧肘部

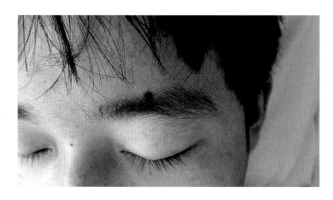

图 7-9　左眉间

（二）辅助检查

血尿便常规检查未见异常，生化、凝血、风湿三项及免疫五项、抗核抗体谱检查均未见明显异常。肿瘤相关抗原 19-9 升高（56.59U/mL）。

脑脊液检查（2015-3-15，宣武医院）：压力 250mmH$_2$O，细胞数 5，蛋白 112mg/dL，氯 109mg/dL，免疫球蛋白 A 6.53g/L，免疫球蛋白 G 7.79mg/dL。脑脊液病理学（2015-3-16，宣武医院）：细胞学镜下可见多量红细胞，散在淋巴细胞，少量单核细胞，另可见散在染色质深染的轻度异型细胞，部分细胞胞浆内可见色素，结合免疫细胞化学染色结果及临床影像学资料，考虑为黑色素细胞的脑脊液播散。脑脊液免疫组化结果（2015-3-15，宣武医院）：MelanA（＋），S100（+/−），SOX-10（+/−），CK（−），OTC3-4（−）。脑脊液病理（2015-3-16，协和医院）：脑脊液细胞学：可见较多黑色素细胞，考虑黑色素细胞增殖性疾病可能性大。

头颅 CT（2015-3-10，当地医院）：大脑表面、脑沟、裂可见弥漫略高密度影，脑沟、裂增宽，脑干较小，周围脑池扩张，脑桥可见致密影，中线结构未见移位。头颅 MRI（2015-3-17，宣武医院）：两侧大脑半球脑膜异常；脑萎缩、脑干萎缩改变，双侧海马体积小，脑桥基底部异常信号，性质待定。（图 7-10、图 7-11）

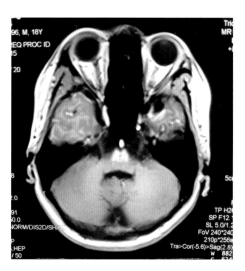

图 7-10　头颅 MRI+DWI 检查

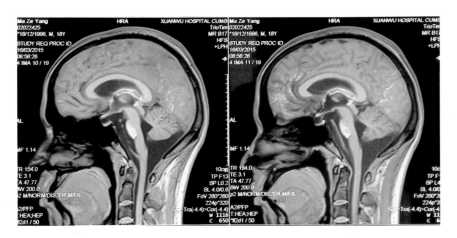

图 7-11　头颅增强 MRI+DWI 检查

颈髓MRI（2015-3-20，宣武医院）：未见明确异常。

脑电图（2015-3-19，宣武医院）：中度异常。

认知功能评估：智力低下，低于正常水平（WAIS-RC结果：VIQ 84，PIQ 97，FIQ 89）。

（三）诊疗过程

患者入院后频繁癫痫发作、颅压高，伴有认知功能下降，西药给予丙戊酸钠缓释片0.5 每12小时1次、左乙拉西坦0.25mg 每12小时1次、得理多0.2 每12小时1次，联合控制癫痫发作，甘露醇、甘油果糖联合脱水、降颅压，醒脑静开窍醒神等治疗，患者仍有癫痫发作。首诊（3月14日）：高利教授查房，查体：神情、语利，计算力、近期远期记忆力、理解力减退。四肢肌力Ⅴ级，双侧肱二头肌腱反射活跃，双Babinski征阳性。脑膜刺激征阴性。舌红，舌体中前凹陷，苔黄白，左脉滑数，尺脉沉，右脉浮滑。考虑肝阳上亢、湿毒蕴脑，治以平肝息风，化湿祛毒，拟方如下：生牡蛎30g，珍珠母30g，天麻10g，僵蚕9g，黄芩9g，全蝎6g，土茯苓20g，半枝莲10g，葛根9g，远志12g，三七3g，琥珀1.5g，玉米须30g。7剂，日1剂，水煎服，早、晚各1次口服。

二诊：经服上方，患者痫证发作渐少，反应迟钝较前改善。3月21日高利教授第二次查房时，舌红暗，苔黄白，左脉沉，右脉浮滑。考虑湿邪渐清但脉象乏力，舌苔白腻，表现为痰湿阻滞之象，在前方基础上减生牡蛎、珍珠母、黄芩等重镇安神、清热之品，加味二陈汤以增燥湿化痰之功。5剂，日1剂，水煎服，早、晚各1

次口服。

三诊：经服上方，患者认知、精神状态好转，痫性症状发作进一步减少，3月26日高利教授第三次查房时，患者外地，经济状况差，拒绝进一步化疗及放疗，家属要求服用便于携带中成药，拟出院，建议予抗瘤丸继续口服，以利湿解毒、扶正培本，长期服用巩固疗效。患者口服西药抗癫痫、抗瘤丸一年，癫痫未发作，认知、精神状态好转，痫性症状发作进一步减少，半年后因经济状况，自行停药，再次随访患者家属诉已去世。

三、诊疗思路分析

本病例患者为青少年男性，以头痛、呕吐颅高压症状及癫痫发作为主要表现，伴有认知功能下降，皮肤多处黑色素瘤；肿瘤相关抗原19-9升高；脑脊液压力250mmH$_2$O，脑脊液病理细胞学经我院病理科以及协和医院病理科检查可见较多黑色素细胞；头颅MRI两侧大脑半球脑膜异常；脑萎缩、脑干萎缩改变，双侧海马体积小，脑桥基底部异常信号，因此颅内转移性恶性黑色素瘤诊断明确。

该患者就诊时已属于恶性黑色素中期，邪正交争炽热之际，表现为头痛、呕吐、癫痫发作、间断意识不清等神经系统症状，证属肝阳上亢，湿毒蕴脑，故治疗当以平肝息风、清热安神、利湿解毒为治疗原则。方剂中牡蛎、珍珠母平肝潜阳，重镇安神；天麻、僵蚕、全蝎、葛根息风止痉，止头项强痛；黄芩清热泻火；土茯苓、半枝莲清热解毒燥湿；远志宁心安神，祛痰开窍；三七琥珀镇惊安神，散瘀止血；玉米须利尿消肿，降颅压。

二诊时患者舌红暗，苔黄白，左脉沉，右脉浮滑。考虑热邪渐清，但脉象乏力，舌苔白腻，为痰湿阻滞之象，在前方基础上减生牡蛎30g，珍珠母、黄芩等重镇安神、清热之品，加味二陈汤以增燥湿化痰之功。三诊时患者认知、精神状态好转，痫性症状发作进一步减少，患者家属诉家居外地，经济状况差，拒绝进一步化疗及放疗，要求携带便于服用的中成药出院，处方调整为具有利湿解毒、扶正培本的抗瘤丸长期口服巩固疗效。出院1年后随访，患者癫痫控制理想发作小于3次/月，认知尚可，生活能自理。半年后因经济状况，自行停药，再次随访时患者家属诉已去世。

  恶性黑色素瘤由表皮黑色素细胞恶变而成，恶性程度极高，西医治疗的主要手段是尽早手术切除，晚期配合放化疗辅助治疗，但手术、放化疗不仅费用高昂，且两者对晚期黑色素瘤均不敏感。中医药在治疗癌症中的作用得到越来越多的认可，对于各类各期的癌症患者，中医药都发挥着重要作用。在黑色素瘤的治疗方面，高利教授强调不能孤立地将该病看作"恶疮""厉痈""头痛""癫痫"等具体疾病治疗，应注重整体观念和辨证论治，全面评价和分析患者的临床表现、理化及病理、影像检查结果，通过四诊合参进行辨证，并结合疾病不同时期的特点进行遣方用药，通过中西医结合治疗方法调节气血阴阳平衡，补虚祛实，达到治疗目的。鉴于当前该类疾患的西医治疗手段较为有限，中西医结合治疗可为该类疾病提供新的治疗思路。

第八章

遗传代谢疾病诊疗思路与临证实录

第一节
高苯丙酮酸血症（非经典型成人型）

苯丙酮尿症（phenylketouria，PKU）是一种氨基酸代谢异常疾病。经典型PKU是由于苯丙氨酸羟化酶基因（PAH）的突变导致该酶活性降低或丧失，致使血中苯丙氨酸代谢受阻，不能转化为酪氨酸，表现为高苯丙氨酸血症和高苯丙酮酸尿症。非经典型PKU分别由DHPR，GTP.CH，6-PTS基因的突变所引起。导致生物蝶呤代谢缺陷，影响苯丙氨酸羟化酶的活性。该病为常染色体隐性遗传病，治疗上以限制苯丙氨酸的摄入为主。一般血苯丙氨酸含量会逐渐降低而恢复正常。成人型PKU极为罕见，现将结合病例介绍高利教授治疗成人型PKU中西医结合诊治经验。

一、辨证论治

中医典籍中并未记载此病名。对于这类情况，高利教授主张当以辨证为要，注重患者临床表现的同时，结合苯丙酮尿症的病理特点综合分析，给予适当处方治疗。苯丙酮尿症是由于苯丙氨酸羟化酶基因的突变导致该酶活性降低或丧失，致使血中苯丙氨酸代谢受阻，不能转化为酪氨酸，临床上高苯丙氨酸血症／苯丙酮尿症表现为躯体生长、智力发育迟缓，或由于脑萎缩所致的神经精神表现。

高利教授认为先天禀赋和体质与本病发生关系密切，脾肾不足是发病的根本原因，治疗过程中当以辨病与辨证相结合。《景岳全书》曰："五脏之病，虽俱能生痰，然无不由乎脾肾。"在本虚基础上感受痰、湿、毒邪，痰湿毒蒙闭神明而致认知及性格异常。痰湿毒邪阻滞经络脏腑可致视物定位不准，上下楼梯困难等症状。因此，中医辨证认为以痰湿毒邪为标，脾肾不足为本。

二、典型病例

患者刘某，男，21岁，急性起病，以"反应迟缓2年余，视物定位不准5个月"，于门诊以"颅内病变"收入宣武医院。患者于2012年12月寒假返家时家人发现其反应迟缓，精神呆滞，孤僻内向，与家人交流少，性格急躁易怒，平素淡漠，形体消瘦，减重10公斤左右，未系统诊治。4个月前出现筷子夹菜不准、写字串行、上下楼梯困难等视物定位不准症状，并逐渐加重。当地查双眼视力0.3（–400度矫正视力，原视力为0.8），眼底未见异常。无恶心呕吐，无发热头痛，无视物成双，无肢体力弱麻木，无听力减退，无意识障碍，症状持续无改善，于3个月前就诊于当地医院，查头颅MRI提示广泛脑白质异常信号，予以奥拉西坦、脑苷肌肽及B族维生素治疗。2月前视物定位不准症状逐渐缓解，当地查视力双眼恢复0.8，定位仍不准，于天津医科大学总院查血AQP4抗体及GM1抗体未见异常，后前往北医三医院就诊，完善极长链脂肪乳及基因检查未见异常。2014年1月于沧州中心医院发现高同型半胱氨酸血症。

平素体健，否认高血压史、否认糖尿病史、否认冠心病史。

（一）入院查体

患者血压120/80mmHg，神清，语利，高级皮层功能粗测正常，视力视野大致正常，眼动自如，颅神经查体未见异常。四肢肌力5级，左上肢骨间肌及大鱼际萎缩，肌张力正常，双上肢腱反射正常，双膝反射活跃，双跟腱反射正常，双掌颌反射阳性，左侧Rossolimo征阳性，双上肢远端可疑痛觉过敏，指鼻试验、跟膝胫试验稳准，Romberg征（–），脑膜刺激征（–），双Babinski征（–）。

（二）辅助检查

头颅MRI（2014-1-23当地医院）：双额顶颞枕广泛脑白质病变。

血AQP4抗体、M1（IgG）、GD1b、GQ1b抗体（2014-1-29天津医科大学总院）：阴性。

极长链脂肪乳（2014-2-23）：阴性。

肾上腺脑白质营养不良ABCD1基因分析（2014-1-28）：未见突变基因。

生化全项+HCY：同型半胱氨酸75.5μmol/L，余项正常。

维生素B$_{12}$：248.00pg/m；叶酸1.31ng/mL。

尿常规：酮体（+），蛋白（±）。

血常规：PLT 337×10^9/L。

肿瘤标志物：NSE19.59ng/mL。

脑脊液检查（2014-4-15）：压力170mmH$_2$O，脑脊液外观清亮，无色透明。脑脊液常规：脑脊液细胞总数201×10^6/L，脑脊液白细胞计数1×10^6/L；脑脊液生化：脑脊液葡萄糖54.00mg/dL，脑脊液氯112mmol/L，脑脊液蛋白37mg/dL；脑脊液免疫球蛋白：IgA 0.64g/L；CSF涂片：未见细菌、抗酸杆菌、隐球菌；脑脊液及血AQP4、Hu-Yo-Ri检查未见异常；脑脊液OB、24h小时IgG合成率正常。

头颅MRI（2014-4-15）：双侧脑室周围及半卵圆中心多发异常信号。

脑电图（2014-4-15）：轻度异常。

诱发电位（2014-4-18）：VEP：双侧P100分化不良，P100潜伏期正常；BAEP：听阈左侧46dB，右侧38dB，左侧I波潜伏期延长；SEP：左下肢N18-P40潜伏期延长。

代谢脑病六项（2014-4-14）：芳基硫酸酯酶A、半乳糖脑苷脂酶、β-半乳糖苷酶氨基己糖苷酶A、氨基己糖苷酶（A+B）、α-半乳糖苷酶检查结果正常

血尿有机酸筛查（2014-4-18）：血苯丙酮酸694μmol/L↑（正常值20～120μmol/L），精氨酸2.58μmol/L↓（正常值5～25μmol/L），鸟氨酸：41.22μmol/L↓（正常值50～450μmol/L）；提示苯丙氨酸增高，苯丙氨酸/酪氨酸（Phe/Tyr）增高符合高苯丙酮酸血症；精氨酸及鸟氨酸降低，游离肉碱降低，提示营养障碍继发肉碱缺乏。

尿有机酸筛查（2014-4-18）：苯乙酸、苯乳酸、苯丙酮酸、4-羟基苯乳酸、4-

羟基苯丙酮酸、3-甲基戊烯二酸、3-羟基戊二酸浓度增高，提示苯丙氨酸代谢障碍、肝损害、营养障碍。

亚甲基四氢叶酸还原酶（2014-4-24本院）：TT突变型。

韦氏智力量表检测：VIQ 86，PIQ 84，FIQ 84；印象：智力中下。

眼科会诊：双眼视力（矫正）0.8，KP（-），Tyn（-），眼底检查拒绝；印象：双眼屈光不正。

（三）诊疗过程

患者入院诊断为脑白质病变性质待定、低叶酸血症、高同型半胱氨酸血症、高苯丙氨酸血症。入院后予以复合辅酶、维生素 B_6、维生素 B_1、腺苷钴胺、叶酸片等相关治疗。高利教授根据该患者症状表现及舌象、脉象，考虑患者痰湿蒙神，治法为清热益气、补肾填精，拟方：熟地黄20g，生地黄20g，山茱萸10g，天冬10g，麦冬10g，生黄芪12g，五味子15g，川芎9g，赤芍12g，制何首乌15g，沉香粉10g，生白术12g。5剂，每日1剂，水煎400mL，分两次服。

服药5剂后联合常规治疗，双眼视物定位不准较前改善。二诊高利教授辨证该患者为痰浊阻塞，清窍不荣，治疗予牛黄清心丸口服化痰开窍，益气养血，镇静安神。中西医结合治疗后，患者反应迟缓、激越性格较发病时明显改善，写字串行及夹菜不稳等定位不准现象较前好转，出院嘱低苯丙氨酸饮食。

三、诊疗思路分析

患者为苯丙酮尿症不典型，确诊过程较长。过程中给予常规西药并未取得良好治疗效果。高利教授根据患者临床表现辨证分析，在基础用药同时给予中药以清热益气，补肾填精。方中熟地黄滋阴补肾，生地黄凉血清热，滋阴补肾；山茱萸、五味子补肾固精纳气；制首乌平补肝肾；天冬、麦冬滋阴降火；生黄芪、生白术补气健脾；沉香温中行气；川芎活血行气，佐制熟地黄、天冬黏腻之性；赤芍以凉血活血。二诊时症状减轻，以痰浊清窍为主要病机，予牛黄清心丸口服，以清心开窍解毒，祛风化痰，同时健脾补益中气，调和气血。

苯丙氨酸是人体所必需的芳香族氨基酸，在正常情况下，除作为氨基酸合成机体组织细胞各种蛋白质外，主要在肝脏等组织经代谢生成酪氨酸，进而在神经系统和肾上腺髓质合成某些激素，神经递质如多巴胺（DA）、去甲肾上腺素（NE）、肾上腺素（E）及在皮肤生成黑色素等。因此，机体的生长发育和正常生理机能的维持需要稳定的苯丙氨酸代谢状态。肝肾疾病、遗传、免疫、神经体液等多种因素可引起苯丙氨酸代谢失调，导致苯丙氨酸转化为酪氨酸受阻，引起血中苯丙氨酸浓度过高或苯丙氨酸/酪氨酸比值升高。研究表明，苯丙氨酸浓度过高或苯丙氨酸/酪氨酸比值升高可引起苯丙酮酸尿症、白化病、神经系统损害等多种疾病。尤其对神经系统的损害，可导致智力发育缺陷、运动功能减退、抑郁症、精神障碍、发育迟缓、昏迷甚至死亡等。

苯丙酮尿症临床上分为经典型PKU、轻型PKU、暂时型PKU、高苯丙氨酸血症以及四氢生物蝶呤（BH4）缺乏症。本文患者属于高苯丙氨酸血症，此类患者临床表现轻或无，对治疗反应较好，多无明显智能低下表现。对于此病，应遵循低苯丙氨酸饮食治疗，治疗的目的在于降低血苯丙氨酸浓度，减轻大脑损害。作为为生长和体内代谢所必需的氨基酸，血苯丙氨酸应控制在一定范围。对于大于16岁的成年人，建议血苯丙氨酸浓度3～15mg/dL。

患者经神经内科全科查房讨论，联合儿科、影像科讨论，联合外院进行PKU基因学检测基本确诊为罕见的亚临床型成人高苯丙酮酸血症。该病虽然在临床较少见，但只要认识其发病规律、特点，临床见到类似症状，提高警惕，及时完善相关实验室确诊，可提高诊断率。治疗方面运用中西医结合的方法和手段，在西医治疗基础上，根据患者临床主症进行辨证分型，随证施治。治疗本病需以证候为核心，通过望、闻、问、切所获得的综合信息诊断疾病，在整体观念指导下辨证施治，根据患者体质及所处的不同疾病分期进行辨证，加减化裁，调理人体气血、阴阳或脏腑偏盛偏衰的状况，通过全方位、多靶点调整提高患者的生活质量。

第二节

急性间歇性卟啉病性周围神经病

　　急性间歇性卟啉病是血卟啉病的一种，血卟啉病是因遗传缺陷或后天获得性（如铅中毒）所致卟啉代谢中某个酶的活性下降或缺失，导致亚铁血红素合成过程中异常，卟啉代谢过程紊乱而使卟啉及卟啉前体物质大量堆积而致病。急性间歇性卟啉病为肝型血卟啉病一种，发病年龄多在20～50岁，女性发病率高于男性，主要临床症状为急性腹痛、神经损害症状、精神异常、红色尿等。周围神经病由卟啉病引起的临床较为少见，且本病首发症状无特异性，临床容易误诊、漏诊，本文从临床实践谈一点对本病的诊断、治疗的思考。

一、辨证论治

　　中医典籍中未记载本病，患者初期以肢体麻木、疼痛为主，疾病发展至高峰及后期以肢体无力为主要表现。可分属于中医"麻木""痹证""痿证"等范畴。

　　该病是一种常染色体显性遗传疾病，由卟啉代谢中酶羟甲基胆素合成酶缺陷而引起的。《针灸甲乙经》中记载"邪之所在，皆为不足"。高利教授认为个人先天禀赋和体质与本病发生关系密切。清代李用粹认为，"痿证亦有作痛者，必挟火、挟痰、挟湿、挟瘀而起，切不可混同风治"，在内伤基础上感受痰、湿、毒、热邪，络脉受阻，不通则痛，致肢体麻木、疼痛，日久则筋脉失于荣养，致筋脉弛缓、软弱无力。考虑该病以湿热瘀毒为标，脾肾不足为本。

　　该患者发病时以双下肢麻木疼痛为主，但同时伴有软弱无力、不能随意运动，故不能通过中医诊断将其单纯归为"痿证"或"痹证"，需考虑其他原因导致的周围神经病，并在疾病发展的不同阶段，根据不同的临床主症进行辨证，随证施治。

二、典型病例

　　患者孙某，女，26岁，主因"腹泻、腹胀、腹痛10天，伴双下肢、下腹部麻木、疼痛6天"为主诉于2013年11月3日入院。患者10天前无明显诱因出现腹泻2

次，次日出现腹痛、腹胀，伴不排气、不解大便，恶心、呕吐，无发热，自行休息4天无缓解，并出现双下肢膝以上麻木、疼痛，并进行性向上发展伴胸闷，2天内先后至3家三级甲等医院急诊科就诊，血常规基本正常，生化结果显示低钠低氯、转氨酶轻度升高，并查腹部正位片、腹部超声，考虑"肠梗阻、腹痛待查、胆石症"给予对症治疗后腹胀、腹痛、胸闷消失，仍不排气、不排便，双下肢、下腹部麻木、疼痛缓解不明显。发病以来无小便障碍，为进一步诊治，来宣武医院急诊就诊，急诊以"脊髓病"收入院，入院时症见无腹泻，腹痛、腹胀、恶心、呕吐基本消失，双侧膝以上、脐以下麻木、疼痛，影响行走。患者50天前、20天前分别有腹痛、腹胀、不排气、解不出大便症状，两次发作均在月经期前后，在当地医院诊断为"不完全肠梗阻"，经治疗（具体不详）效果不佳，自行缓解恢复正常，自诉发病时伴有下肢疼痛。

（一）入院查体

体温36.7℃，脉搏112次/分，呼吸23次/分，血压120/80mmHg，腹软，无压痛、反跳痛，墨菲征阴性。神经系统查体：神清，语利，高级皮层功能正常，颅神经检查阴性，双上肢肌力、肌张力、腱反射正常，双下肢肌力、肌张力正常，双侧膝腱反射正常，左侧跟腱反射正常，右侧跟腱反射稍活跃；共济运动正常，脐以下、双膝以上躯干及下肢痛觉过敏，触觉存在，振动觉、位置觉正常，腹壁反射存在，肛门反射未引出，病理征未引出。

（二）辅助检查

入院后查脑脊液检查常规、生化、免疫球蛋白、病毒全项、寡克隆带检查结果均未见异常；腹部平片示肠内积气。肝胆胰脾、泌尿系统、子宫附件超声检查结果未见异常。头颅MRI平扫、颈髓及胸腰段脊髓MRI扫描未见明显异常改变。血尿毒物筛查无异常。

（三）中医四诊

患者肢体麻木、疼痛，乏力，小便不利，伴腹胀不能排便，舌苔黄白厚，舌体有纵沟，舌质稍红，质润，脉细数。

（四）治疗和结果

入院诊断：急性间歇性卟啉病性周围神经病。给予维生素B_1、甲钴胺针肌注，β–七叶皂苷钠针静脉输液，维持水电解质平衡及对症治疗，患者入院后疼痛、麻木感觉向上、向下发展，最重时胸锁关节平面以下、四肢均有麻木感觉（入院第11天时），并有二便障碍，反复查动脉血气分析未见明显异常。入院1周时逐渐出现四肢对称性进行性无力，腱反射逐渐减弱、消失，发病20天时复查腰椎穿刺，脑脊液常规检查结果正常，生化氯103mmol/L（118～128mmol/L）蛋白64mg/dL（15～45mg/dL），免疫球蛋白IgG9.05g/L（正常值0.48～5.86g/L）、IgA1.73g/L（正常值0～0.2g/L）、IgM0.36g/L（正常值0～0.2g/L），余正常。症状最重时（发病第12天）伴有饮水呛咳，语声稍嘶哑。神经系统查体：神清，轻度构音障碍，双侧额纹对称存在，双侧瞳孔等大等圆，直径约2.5mm，对光反射灵敏，双眼球各向运动正常，双侧鼻唇沟对称存在，伸舌居中，咽反射存在，悬雍垂居中，双侧软腭上抬有力，耸肩有力，左上肢远端肌力Ⅲ级，近端肌力1级，右上肢远端肌力Ⅲ级，近端肌力1级，腱反射未引出；双下肢远端肌力Ⅲ级，近端肌力Ⅱ级，膝腱反射、跟腱反射未引出；双上肢痛觉、触觉减退，胸锁关节以下至双下肢膝以上前侧范围痛觉、触觉减退，温度觉存在，双下肢后侧痛觉、触觉较前恢复，振动觉、位置觉存在，病理征阴性。体感诱发电位（上、下肢）：P15潜伏期延长；N8潜伏期延长。肌电图：①NCV（神经传导速度）：上下肢周围神经源性损害（脱髓鞘+轴索损害，运动及感觉均受累，上肢重于下肢，运动重于感觉）；②F波、H反射未见异常，右胫前肌无力收缩；③EMG：右拇展伸肌运动单位电位时限增宽，且发放减少。给予应用丙种球蛋白5天，病情改善不明显。患者入院后尿色一直较深，反复查尿常规显示尿胆红素、尿胆原在（+）~（++）。日光下晒尿尿色无明显变化。入院后血生化检查一直有低钠、低氯、高脂血症、高胆红素血症。查尿卟啉阴性；尿卟胆原阳性；红细胞游离原卟啉（细胞内锌卟啉）9.4μg/gHb（正常值0～4.7μg/gHb）。给予高糖、高维生素、纠正电解质紊乱及对症治疗后症状未再进展，肢体麻木、疼痛感稍有减轻。

患者在院期间同时给予中医治疗。入院时患者肢体麻木、疼痛，乏力，小便不利，伴腹胀不能排便，查舌苔黄白厚，舌体有纵沟，舌质稍红。考虑有湿热侵淫，筋脉失养，中药给予清热解毒通络：土茯苓30g，半枝莲12g，僵蚕9g，蜈蚣2条、葛根15g，生黄芪10g，丝瓜络20g，路路通15g，大黄5g（后下）、厚朴9g，川芍10g，生甘草10g，7剂，水煎服，日1剂，分两次温服。服用仍有躯干及四肢麻木、疼痛，四肢无力，自觉气短，呼吸费力，进食较少，小便夜间失禁，日间尚可自控，大便无法自行解出。查舌苔白，中间黄厚，质润，脉细数。考虑患者有热证，但同时虚证已存，给予痰火方合气虚方7剂口服后患者进食明显改善，小便可自控，尿色较深，大便仍不能自行解出，需灌肠，躯干及四肢麻木减轻不明显，身体受压部位疼痛，四肢无力，查舌苔白，中间黄厚，质润，脉细数

给予清热解毒、行气通络方药：土茯苓20g，半枝莲10g，穿山龙20g，威灵仙15g，延胡索10g，丝瓜络15g，鸡血藤15g，生黄芪20g，天门冬12g，炒莱菔子12g，生栀子9g，白茅根15g，7剂。服用后患者肢体麻木有所减轻，躯干麻木由胸锁关节下下降至肚脐下。转归：患者2013年11月28日出院，出院后至当地医院仍高糖、高维生素、纠正电解质紊乱、对症治疗及中医药和康复治疗。半年后电话随诊，患者精神状态可，可自行行走，但行走不稳，双手伸指及握力差，大小便可自控。

三、诊疗思路分析

急性间歇型血卟啉病为一种常染色体显性遗传疾病，由于胆色素原（PBG）脱氨酶缺乏所致。起病常在20～40岁。患者主要以间歇性腹痛，自主神经功能失调和神经精神症状为特征。周围神经病由卟啉病引起的临床较为少见，且本病首发症状无特异性，临床容易误诊、漏诊。

本例患者定位诊断考虑周围神经损害，感觉及运动均受累。结合患者腹痛、尿色深、低钠血症、高脂血症等特点，考虑代谢相关疾病可能性大。为进一步明确诊断，送尿液标本至协和医院检查尿卟啉及尿卟啉原，回报尿卟啉阴性、尿卟胆原阳性、红细胞游离原卟啉（细胞内锌卟啉）增高，综合考虑后确定诊断为血卟啉病性周围神经病、急性间歇性卟啉病。本病无特效治疗手段，主要是高糖饮食，消除饥饿、感染等诱发因素，增加碳水化合物摄入，纠正电解质、保肝治疗，对症支持。

本患者初期以肢体麻木、疼痛为主，病情发展至高峰及后期以肢体无力为主要表现，属于中医"麻木""痹证""痿证"等范畴。高利教授认为，卟啉病性周围神经病的治疗当以辨病与辨证相结合。卟啉病是因遗传缺陷或后天获得性所致卟啉代谢中某个酶的活性下降或缺失所引起，因此脾肾不足时其发病的根本原因。《针灸甲

乙经》中记载"邪之所在，皆为不足"，《景岳全书》中记载"五脏之病，虽俱能生痰，然无不由乎脾肾"。高利教授认为，个人先天禀赋、体质与本病发生关系密切，带有易感基因或者免疫系统功能较弱的患者，较一般人更易患病。内伤基础上感受痰、湿、毒、热邪，络脉受阻，不通则痛，致肢体麻木、疼痛，日久则筋脉失于荣养，致筋脉弛缓、软弱无力。该病以湿热瘀毒为标，脾肾不足为本。

清代李用粹认为，"痿证亦有作痛者，必挟火、挟痰、挟湿、挟瘀而起，切不可混同风治"，本患者发病时以双下肢肌肤疼痛为主，但同时伴有软弱无力、不能随意运动，故单纯将其归为"痿证"或"痹证"均不完全适用，包括其他原因导致的周围神经病，中医目前并不能将其归属于某一病的范畴，而是在疾病的不同发展阶段，根据证候的不同来辨证论治。

初诊时高利教授根据其症状及舌象、脉象，认为证属"湿热侵淫兼气虚"，以"清热解毒通络"为主进行组方治疗，方中以土茯苓、半枝莲清热解毒，僵蚕、蜈蚣、丝瓜络、路路通、川芎活血通络，黄芪补气，葛根升发脾胃清阳，大黄清热通下。全方有补有通、有升有降，共奏补气升清、解毒通络之效。

二诊时患者肢体疼痛明显好转，四肢无力较为突出，伴见尿色深，大便干。辨证仍属气虚兼热毒内蕴，在前方基础上加大生黄芪用量，予白茅根清热利尿，炒莱菔子、生栀子清热通便，服用7剂后能自行排便，尿色逐渐变浅。治疗过程中根据患者症状及舌脉变化，酌情加用痰火方、气虚方等协定处方进行治疗。经治疗，患者肢体麻木、疼痛、无力均有改善，病情稳定，转回当地继续康复治疗。

高利教授认为，急性间歇性卟啉病性周围神经病虽然在临床不常见，但只要认识其发病规律、特点，临床见到类似症状，提高警惕，及时进行相关实验室确诊，可提高诊断率，减少误诊和漏诊。治疗方面运用中西医结合的方法和手段，在西医治疗基础上，根据患者临床主症进行辨证分型，随证施治。治疗本病需以证候为核心，通过望、闻、问、切所获得的综合信息诊断疾病，在整体观念指导下辨证施治，根据患者体质及所处的不同疾病分期进行辨证，加减化裁，调理人体气血、阴阳或脏腑偏盛偏衰的状况，通过全方位、多靶点调整提高患者的生活质量。

神经系统综合征诊疗思路与临证实录

第一节
特发性颅高压综合征

特发性颅高压症（idiopathic intracranial hypertension，IIH）是一种病因不明，以颅内压增高为标志的综合征。在认识过程中曾因表现为慢性颅内压增高但又无占位病变而被称之为"假性脑瘤"。同时，本病脑脊液检查常为阴性表现，影像学检查颅内无占位发现，意识水平多无受累，也被称为"良性颅内压增高"，不过因临床可见因高颅压压迫视神经导致永久性失明，这个称谓尚有待商榷。临床上患者常因头痛、视力障碍及颈背部僵痛作为主诉来诊，多首诊于神经内科及眼科、骨科等。流行病学调查显示，肥胖的育龄期女性多见，发病率为1.9/10万，远较男性0.156/10万的发病率高，在儿童中往往没有明显的性别差异。病理生理学研究包括静脉窦的压力增高、脑脊液的吸收减少及分泌异常增多、颅内血容量增多及脑水肿等。影像学检查主要是MRV、CTV、T2WI等方法提示空蝶鞍、视神经周围蛛网膜下腔增宽、优势侧或双侧横窦狭窄等颅内高压征象。因影像表现较易识别，已逐渐被广大临床医师所熟识。我国流行病学调查数据待完善，学界普遍认为影像表现的异常出现于疾病晚期，系长期颅内高压所致，早期诊断还要依赖于临床表现及腰穿测压。经长期临床观察，患者在出现失明之前更早期会出现发作性黑矇，好发于体位变化如弯腰或起床时，持续数秒后可自行缓解，可反复发作，其机制是随体位变化而增高的颅内压引起的短暂性视神经静脉回流受阻、缺血。目前国外对此病的发病机制研究取得了新的进展，临床诊治方面也有了新的手段。

一、辨证论治

根据临床表现将IIH归属于"目盲""头痛"等范畴。病机主要是阳虚内陷，痰湿阻络，以痰湿为主，气血瘀滞为辅，主张运用通阳利水法，常用代表方五苓散作为治疗IIH的特效方。

高利教授认为，与水液代谢密切相关脏腑为肺、脾、肾三脏，《素问·经脉别论》曰："饮入于胃，游溢精气，上输于脾，脾气散精，上归于肺，通调水道，下输膀胱，水精四布，五经并行。"《伤寒论》方五苓散对水液代谢的各个环节均有作用，方中桂枝解表开腠理为先，助肺通调水道；温肾助气化继之。白术、茯苓能健脾以运化水湿，脾气升达可使津液布散四末。方中重用泽泻，辅以猪苓，正如著名温病学家叶天士所言："通阳不在温，而在利小便。"两药合用功以渗利水湿，使浊水从小便而出，给邪以出路，共同用以通阳利水的功能。

高利教授认为水液代谢失调所致疾病主要有四类，一是全身或局部的水液潴留，表现为尿少、水肿、积液；二是因局部的水肿压迫周围组织引发的头痛、眩晕、斑秃；三是局部的体液分泌排泄增多，表现为泄泻、汗出、呕吐、白带；四是饮入水液不能化生津液、水津布散失常的病证，如消渴、尿崩症等。对于上述病证，五苓散均有效，五苓散可以系统的调节水液代谢，使水有所主，水行经内勿使外泄，推动水液布散平衡。因此，五苓散还可以用于解表清热导引，健脾行经润燥。其临床失用范围极广，绝不是单纯水液代谢的利水剂。

二、典型病例

（一）病例简介

患者赵某，女，38岁，主因"反复左眼黑矇10个月，头痛、耳鸣半个月"入院。现病史：患者自述2013年2月染发时曾出现全头皮疼痛，洗发后缓解，两天后半夜苏醒时自觉左眼向后方抽扯感，并有左眼黑矇，持续十余秒钟后自行恢复正常。此后上述症状反复出现，多与光线改变及体位变化相关，如白天从光线暗处移至光亮处、起卧床时发生，右眼发生较少，前往当地医院就诊，发现双眼视乳头水肿。为求进一步诊治于2月底前往北京同仁医院，期间行两次腰穿术，压力均超过量程、余无明显异常，诊断为颅高压综合征，予以抑制脑脊液（醋氮酰胺）、营养神经等治疗，眼部症状仍反复出现。出院后前往西安唐都医院就诊，再次行腰穿提示脑脊液压力增高明显，余无明显异常（未提供相关病历资料），诊断为"良性颅内压增高"，返回当地服用中药调理亦无明显改善。至5月份出现血压增高，最高可至160/110mmHg，未对症治疗。近半个月以来间断出现头痛，以双眼眶、前额至顶部为主，呈闷痛感，可耐受，最长持续两天自行缓解，伴有双耳鸣，呈机器样轰鸣声，夜间明显，听力无明显下降。为求诊治来医院，门诊以"颅内压增高待查"收入院。既往史：平素身体健康，否认高血压、冠心病、糖尿病病史。2010年曾在当地医院行子宫肌瘤手术，2013年12月3日在当地行人工流产术。个人史及家族史：已婚，育有1子，配偶及子女体健。否认家族遗传病史及类似疾病史。

（二）入院查体

体温36.5℃，脉搏72次/分，呼吸18次/分，血压170/100mmHg。神清，语利，颈无抵抗，脑膜刺激征阴性，高级皮层功能正常，颅神经检查未见明显异常，四肢肌力Ⅴ级，肌张力正常，四肢腱反射（++），双侧共济运动及深浅感觉检查未见异常，病理征未引出。

（三）辅助检查

脑脊液常规：无色，透明，细胞总数 $101 \times 10^6/L \uparrow$（正常值 $0 \sim 8 \times 10^6/L$），白细胞计数 $1 \times 10^6/L$；生化：葡萄糖52.0mg/dL，氯110mmol/L↓（正常值118 ~ 128mmol），蛋白22mg/dL。免疫球蛋白：免疫球蛋白G 3.13g/L，免疫球蛋白A 0.37g/L↑（正常值 0 ~ 0.2g/L），免疫球蛋白M 0.1g/L。

脑电图：轻度异常。

经颅多普勒：左侧大脑中动脉狭窄（轻度），左侧颈内动脉终末段狭窄（轻度），左侧大脑前动脉狭窄（轻度），基底动脉狭窄（轻度）。

头颅MRI+MRV：双侧额叶皮层下白质点状缺血性脱髓鞘改变；部分空蝶鞍；视神经周围蛛网膜下腔增宽；左侧横窦与乙状窦交界处管腔内似见充盈缺损影，需除外静脉窦血栓形成；右侧乙状窦及颅内动脉较左侧略细，考虑解剖变异。

（四）诊断及治疗经过

诊断：特发性高颅压综合征；高血压病3级 极高危组。

入院后次日晨行腰椎穿刺术，测压310mmH$_2$O并留取脑脊液，予以常规治疗：静点甘露醇注射液125mL 每8小时1次，甘油果糖氯化钠注射液250mL 每12小时1次，血栓通注射液350mg+氯化钠液250mL，1日1次。12月26日眼科会诊后测视力、眼压均正常，行眼底照相（图9-1）及OCT检查，会诊诊断为双眼视乳头水肿。纯音测听双耳正常，导抗双耳A型；耳鼻喉科会诊无特殊。12月31日风湿免疫科会诊建议送协和医院复查ANA+抗ds-DNA+抗ENA，必要时查胸腹部CT。并辅以中药汤药通阳利水化气等中西结合治疗。

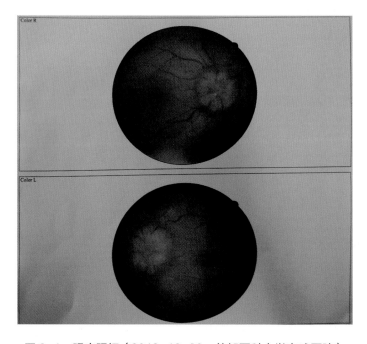

图9-1 眼底照相（2013-12-26，首都医科大学宣武医院）

（五）中医四诊

高利主任总结患者中医四诊信息如下，患者神志清楚，体型偏胖，面色黄，双侧颧部光泽尚可，余面部光泽度差，头痛，以前额和顶部为著，呈闷痛感，夜间加重，晨起缓解，伴视物黑矇，眼周抽动，时有耳鸣，音调高亮，呈搏动性，双手潮湿，腹部怕冷舌苔白腻，质润，舌质淡暗，有瘀斑，足底肤色黄，脉沉滑。处方予以五苓散加减，具体如下：猪苓12g，土茯苓15g，茯苓30g，桂枝3g，泽泻10g，路路通15g，穿山甲5g，佩兰9g，泽兰10g，酒大黄5g，赤芍15g。5剂，水煎服，日1剂，早晚各1次温服。

患者经上方5剂治疗后，头痛未再发作，耳鸣逐渐改善，但仍有由半卧位至卧位、翻身动作时左眼黑矇。二诊时，患者继续服用5剂后黑矇现象基本缓解。达到临床治愈。

三、诊疗思路分析

中医上并无IIH的名称及描述，在临证中，我们见到的是一组临床表现及主症，这就要求我们灵活掌握方证相应，而不拘泥于一病一证，领悟同病异证及异病同证；同病异治及异病同治的诊疗思路。

本例医案中患者为中年女性，慢性起病，头痛黑矇耳鸣为主症。头为诸阳之会，痛则不通，阳气不足，推动无力，加之患者素体偏胖，不能运化水湿，痰湿内蕴于体，壅滞脉络，日久则气血不能上达，精气不能上承头目，可见头痛、目盲、耳鸣之症，形成气虚为本，痰浊瘀血痹阻脉络为表之证。中医治以温阳化气，化痰通络之法。方用五苓散为主，加之静脉用药予以血栓通注射液，三七能活血化瘀通络，也能双向调节凝血机制，起到调节体内高凝状态、改善颅内血管通透性的作用。

方中猪苓、茯苓、桂枝、泽泻为五苓散原方，易白术为土茯苓，患者素体肥胖，土茯苓除燥湿醒脾外，还能发挥其清利湿热解毒作用；加用路路通、穿山甲、赤芍活血通络，破血消癥；酒大黄行气通腑，以助血行；佩兰、泽兰芳香化湿醒脾，助土茯苓醒脾，使脾气运达，水液自通。

五苓散作为传统方剂，在神经内科疑难病证中，被运用于特发性高颅压综合征是高利教授运用其温阳化气的效果，治疗的诸多案例之一，这里，我们将名老中医高利教授的诊治思路及经验分享给广大同仁，给各位临床医生治疗神经内科疑难病证时提供诊疗思路，造福于广大患者。

第二节

妊娠期非血压增高型可逆性后部白质脑病综合征

可逆性后部白质脑病综合征（reversible posterior leukoencephalopathy syndrome，RPLS）是一组多病因、多症状的临床综合征，本病主要临床表现：急性或亚急性起病，头痛、癫痫发作、视觉障碍、意识障碍、精神异常等，影像学上有着特征性的临床表现和影像学特征，以大脑后部白质改变为可逆性脑水肿的特征性表现。如治疗及时预后一般较好，绝大多数患者神经系统损伤症状能够完全恢复，但治疗不及时，也可造成脑组织不可逆性损伤。因此临床早期识别及治疗成为治疗本病的关键点。

RPLS的概念最早在1996年由Hinchey等提出。同年Schwartz在前人基础上完善了部分因不可逆的高血压脑病及并发凝血障碍引起颅内出血病例，提出了高灌注脑病的概念。1998年Dillon等又提出新观点，认为本病的病理基础是大脑白质水肿为主，基本没有白质破坏性病变，提出"可逆性后部脑水肿综合征"的诊断。2000年Casey等经过临床观察，发现这类患者的影像学表现不仅仅局限于白质还可累及大脑皮质，对疾病的命名提出了"可逆性脑病综合征（PRES）"。依照临床多见的症状及影像学特点，目前临床医学仍以"可逆性后部白质脑病综合征"作为通用疾病名称。

RPLS的病因复杂多样，大剂量的免疫抑制剂治疗、严重的肾脏功能障碍、自身免疫系统功能紊乱、恶性肿瘤、长期高血压等均可引起RPLS。同时，大量研究显示几乎所有妊娠相关RPLS都与妊娠期高血压疾病有关，其中合并有子痫前期、子痫的病例最为常见。

研究表明RPLS病理基础与血管内皮细胞受损及脑组织高灌注状态密切相关。而血管内皮细胞功能障碍亦是妊娠期疾病的主要病理改变。临床常见的血压突然升高被认为在RPLS的发病中起着重要作用。血压的骤然上升超过了正常脑血流的人体调节能力范围，或脑血流自我调节功能被破坏引起脑部小动脉的扩张，血管内皮细胞紧密连接的改变，导致血脑屏障通透性升高，引起血管内血浆大分子和红细胞外漏进入细胞外间隙，产生脑水肿（血管源性水肿）和斑片状出血。人类脑白质主要由神经纤维、小动脉和毛细血管构成，结构相对更加疏松，组织间隙较大，容易引起细胞外液体的积聚。脑血管的自我调节主要是通过肌源性和神经源性调节来完成的，交感神经与肾上腺素能受体是支配脑血管调节的重要部分。同时后循环（椎-基底动脉系统）较前循环（颈内动脉系统）血管交感神经支配活性低，这种交感神经支配的差异，导致后循环对血管收缩剂敏感性降低，因此病变更易发生于枕叶和顶叶。

实验室检查方面，梁辉等人研究显示，不同的RPLS发病机制下，血清白蛋白水平与血管源性水肿程度密切相关，谷丙转氨酶和谷草转氨酶水平与细胞毒性水肿程度呈线性相关，血液中白细胞及尿酸水平的显著升高对妊娠期高血压合并RPLS的早期诊断具有重要意义。

影像学方面，妊娠期RPLS患者的特殊性在于怀孕期间患者及家属对电离辐射的损伤较为敏感，因此临床上多数患者对CT呈排斥态度，而对于头颅MRI接受程度相对较高。经过临床统计分析总结，RPLS影像学结果显示：①CT检查特征：患者行CT扫描后，影像表现为双侧大脑半球出现较多的斑片状稍低密度灶，且病变周围的清晰度欠佳，位置主要是脑白质，呈左右对称分布。②MRI检查特征：患者行MRI扫描后，病灶位置、范围、形态等较清晰，病灶分布具有对称性的特点，多分布于白质区和皮质下区，呈斑片状信号异常影，T1WI上病灶信号稍低，T2WI及T2FLAIR上信号较高，边缘模糊，占位效应轻微，DWI病灶呈现为等信号。病变位置多是脑后循环供血区，区域性血管源性水肿是主要表现，分布位置多是顶枕叶皮层下，可累及患者的基底节、小脑及脑干、常见的是双侧顶枕叶，多为对称性分布。

一、辨证论治

中医没有RPLS相对应的描述及诊断，根据临床表现将RPLS归属于"癫狂痫""目盲""头痛"等范畴。但归于本案，乃"癫狂""瘾症"范畴。

高利教授认为，脑病所涉及的脏腑主要与心及心包相关，病因以痰、火为主，心包常常代心受邪；其他脏腑受邪，通过五行生克的关系往往最终都会影响到心与心包，发癫自语。正如清代名医陈士铎所著《辨证录》中对与脑病相关的证候做了系统的总结，其中与本案相关的包括癫证、狂证。陈士铎认为成人癫证从心胆论治，或补心或利胆；调心疏胆法在本书的"癫痫门六则"章节中，四则都与心及心包有关，可见心与心包是癫痫发生的首要脏腑。

狂病发病离不开心与心包，还与胃相关，并引入君臣比喻，其病理变化为内火，法应清热。心火微弱，使胃中少有微热，胃土虚衰，表现为"素常发癫……口中喃喃不已，时时忽忽不知"，选方助心平胃汤，补心火兼清胃热。而心喜寒，心包喜温，当寒气入络，痰入心包，壮年之人作牛马之声，用济难汤急救心包之络。肝火炽盛，侵扰心神，则心中不安，宜用散花丹，泻肝火，疏肝郁，补肾精，使"水足则木得所养，而火自息于木内；火息则得神安，而魂自返于肝中"。思虑伤脾，子病及母，同时耗损心血，方用归神汤心脾同治。

此外尚有小儿发癫痫，由母腹之中先受惊恐之气，遇可惊之事，便跌仆吐痰，口作猪羊之声，用四君子汤补其脾胃，加附子直补其命门膻中之火，使土更易生。而成人遇事受惊吓，则成胆落之病，胆中之汁味散而不收，尽为肝所收，肝强胆弱，心不能取决于胆，发为癫痫，宜用却惊丹泻肝气之有余，补胆气之不足，则胆汁自生。

二、典型病例

（一）病例简介

患者郑某，女性，30岁，主因"孕23周，精神异常2月"以"精神异常待查"收入我科。

现病史：患者孕23周。2个月来出现精神异常，胡言乱语，夜间诉说自己赚了很多钱，有被害妄想，害怕、恐惧，并有行为紊乱，性格改变，躁狂、易激惹，夜间明显，症状逐渐加重，出现纳差呕吐症状，无头痛发热及腹泻，曾于当地多家医院就诊，予补液、补充维生素等治疗，患者呕吐缓解，精神症状仍持续存在，入院前1个月头颅MRI示双侧侧脑室旁及双侧小脑多发异常信号，脑脊液压力130mmH$_2$O，白细胞0，葡萄糖2.32mmol/L，蛋白0.26g/L，氯化物119mmol/L，副肿瘤及自身免疫性脑炎抗体阴性。后就诊于我院急诊予补液、补充维生素等治疗。发病以来，患者无头痛、发热，无肢体抽搐、意识不清，无心悸、胸痛，无腹痛腹泻，纳食差，大便多日1行，小便正常，睡眠差。

既往史：强直性脊柱炎病史3年。

个人史：从事布料销售，有化学类物质接触史，余无特殊。

（二）入院查体

体温37℃，脉搏76次/分，呼吸20次/分，血压120/80mmHg，心肺查体未见阳性体征。腹部膨隆（妊娠）。神经系统查体：神志清楚，言语清晰，查体部分合作，高级皮层功能减退，易激惹。双瞳孔等大等圆，直径约3mm，对光反应灵敏，双眼球各方向运动到位，无眼震，面纹对称，伸舌居中，四肢肌力Ⅴ级，肌张力及腱反射正常，双侧病理反射未引出，双侧深浅感觉正常。双侧共济检查正常。颈部无抵抗，Kerning征阴性。

（三）辅助检查

脑脊液：压力130mmH₂O，白细胞0，葡萄糖2.32mmol/L，蛋白0.26g/L，氯化物119mmol/L；副肿瘤、自身免疫性脑炎抗体等相关检查阴性。

TCD：双侧椎基底动脉血流速度增快。

头颅核磁共振检查：桥脑及双侧小脑半球多发异常（图9-2）。

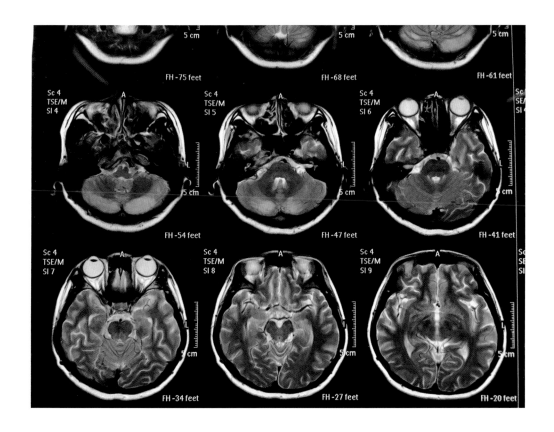

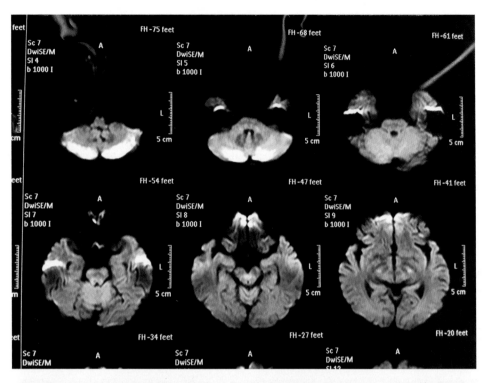

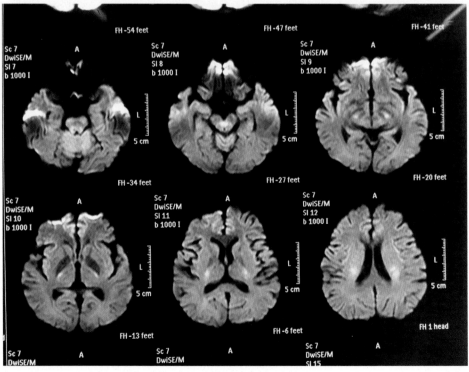

图 9-2　头颅 MRI

（四）诊断及治疗经过

诊断：可逆性后部白质脑病综合征。

药物治疗上征得家属同意予小剂量血栓通活血改善循环，依达拉奉抗自由基，氨基酸营养支持，补充腺苷钴胺、维生素 B_6、维生素 C。

（五）中医四诊

高利主任总结患者中医四诊信息如下，患者神志混乱，思维倒错，错语躁狂，目光散乱，凭空视物，体瘦，纳食不佳，呕吐日久，面色萎黄不华，口唇色淡，肤热（体温 37℃），舌体淡红，苔白黄薄，质润，脉滑。小便可，大便干，数日 1 行。中医药辨证论治：患者舌淡红，苔白黄薄润，脉滑。综合辨证属于气虚所致免疫功能低下，继而湿毒蕴脑。中医药治疗以益气健脾，利湿解毒开窍为法。

中医治以健脾补肾、清热化痰开窍之法。加之静脉用药予以血栓通注射液，三七能活血化瘀通络，也能双向调节凝血机制，起到调节体内代谢状态及颅内血管通透性的作用。生黄芪 10g，炒杜仲 10g，生白术 15g，炒白术 15g，土茯苓 20g，半枝莲 15g，黄芩 9g，天麻 10g，石菖蒲 10g，泽兰 10g，竹叶 9g，竹茹 10g，青黛 10g，郁金 10g，生甘草 9g。7 剂，水煎服，日 1 剂，早晚各一次温服。

患者服药 7 剂后，纳食、二便均可，未再呕吐，体温较前回落，仍有轻度精神异常，对答基本切题，未再躁狂幻想。评估病情明显好转，后因家属原因出院返当地治疗。

三、诊疗思路分析

本案例为妊娠中期非血压升高型 RPLS，经文献查询，并未查找到相似案例，如上文所述，妊娠期 RPLS 多为突发高血压变化引起大脑后部组织间隙水肿所致，临床上多及时采用降压对症治疗，症状可迅速缓解。但因本病发病率低，临床识别及早期诊断早期治疗为本病治疗难点。

本病鉴别诊断：①自身免疫性脑炎：患者青年女性，急性起病，以高级神经功能障碍、精神症状为主，发病特点及临床表现符合自身免疫性脑炎常见表现，必要时复查头颅 MRI、腰穿等相关检查进一步明确。②狼疮脑病：患者青年女性，颅内病变需排除狼疮脑病，但患者既往无关节红肿等风湿、类风湿疾病特点，拟进行风湿三项、免疫五项、抗核抗体谱、抗中性粒细胞抗体、抗心磷脂抗体等检查以进一步明确诊断。③病毒性脑炎：病毒性脑炎可以有类似表现，患者精神、高级神经功能障碍，起病急，需考虑病毒性脑炎，因患者妊娠，为抗病毒药物使用禁忌，但轻症病毒性脑炎病程常为自限性，可进一步观察、对症处理。④结核性脑炎，起病隐袭，症状多样，多有潜在结核感染病灶，脑脊液压力高、糖低、蛋白高，本例患者特点与其不甚相符，有待于进一步排除。⑤中毒性脑病，患者从事布匹类销售，有化学类物质接触史，需排除中毒性脑病。⑥韦尼克脑病，见于孕妇呕吐、营养不良、厌食、肝病、胃切除、肿瘤、酒精中毒等，常见症状为双侧展神经麻痹和复视，精神涣散、易激惹、情感淡漠和痴呆，共济失调等，头颅MRI见双侧脑干或丘脑对称性病变，补充维生素B_1或患者能自主进食，症状可改善，本例患者院外曾肌注维生素B_1治疗，现症状改善不明显，本病需进一步排除。

另外，RPLS主要需与脑静脉窦血栓形成相鉴别。脑静脉窦血栓形成也是孕产妇的常见并发症之一，MRI表现为病变部位与其对应的引流静脉闭塞的部位相一致，多发生于大脑皮层及皮层下深部灰质核团，白质区发病较少，且常有较明显的脑肿胀，常规MRI可显示正常脑静脉窦流空信号消失，MRV可清楚地显示血栓的部位。

基底动脉尖综合征是发生在后循环的脑梗死，亦需与RPLS鉴别，前者以细胞毒性脑水肿为主，常引起距状裂和枕叶中线旁结构、丘脑或中脑的梗死，病灶在DWI上呈高信号，ADC序列呈低信号。与血管源性水肿的DWI、ADC序列信号明显不同。

本例患者青年女性，妊娠中期，既往有强直性脊柱炎，入院诊查补充诊断：轻度贫血、亚临床甲状腺功能低下、低蛋白血症。患者发病以来并无血压波动及异常表现，考虑本患者与免疫系统代谢相关引起血管内皮因子异常导致，治疗方面不能采用降压治疗。临床治疗上无前例可循，予以对症治疗及中医辨证治疗。

高利教授认为，本例患者幼时体弱，现孕中期，脾肾之气以助胎成，力有不逮，不能滋养其母，加之纳食不佳，呕吐日久，耗损太过，气虚愈甚，遂见面色萎黄，口唇色淡，舌淡红，乃气血不荣之象。脾气亏虚，运化失司，痰浊内生，聚而化热，痹阻脉络，痰热瘀毒互结，上阻脑窍，下扰心神，可见神志昏乱、错语躁狂。病位在心、脾、肾三脏。属本虚标实之证。

　　高利教授予健脾补肾、清热解毒开窍之法，方中黄芪、杜仲健脾补肾益气安胎，黄芪入脾经，杜仲入肾经，是以补益先后天之根本，固本方能祛邪；生白术、炒白术合用加强补益脾气、运脾化湿；土茯苓、半枝莲、黄芩清热解毒，燥湿化浊；天麻、菖蒲善行头目清窍，祛痰开窍，平抑肝阳，息风通络，两药合用，菖蒲清窍，天麻祛邪相辅相成；泽兰活血祛瘀，利水化浊；辅以竹叶、竹茹清心热，除烦止呕，青黛清热凉血定惊，郁金行气开郁，与青黛、天麻同入肝经，以助气行，生甘草清热解毒化痰，调和诸药。诸药合用，以补益脾肾、固本培元为基础，清热解毒为主攻，辅以化痰通络开窍，是以为治。此外，静脉应用血栓通即三七提取物，可活血化瘀通络，双向调节凝血机制，起到调节体内代谢状态及颅内血液循环的作用。

　　妊娠期非血压升高型RPLS是临床少见病种，与神经科及妇产科交叉相关，诊断及治疗给广大临床工作者带来了很大的挑战，本文通过对RPLS论述，并提供一例治疗效果良好患者案例，给各位临床医生治疗神经内科疑难病证时提供诊疗思路。高利主任在诊治神经内科疑难病证时使用中医药深入运用于临床工作中，对后辈学者及同仁提供参考。